MIX
Papier aus verantwortungsvollen Quellen
Paper from responsible sources
FSC® C105338

Martina Kreuter

Adipositaschirurgie

Eiweißmalnutrition nach
Roux en y Gastric Bypass Operationen

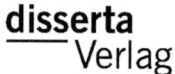

Kreuter, Martina: Adipositaschirurgie: Eiweißmalnutrition nach Roux en y Gastric Bypass Operationen, Hamburg, disserta Verlag, 2013

Buch-ISBN: 978-3-95425-132-2
PDF-eBook-ISBN: 978-3-95425-133-9
Druck/Herstellung: disserta Verlag, Hamburg, 2013
Covermotiv: © Uladzimir Bakunovich – Fotolia.com

Bibliografische Information der Deutschen Nationalbibliothek:
Die Deutsche Nationalbibliothek verzeichnet diese Publikation in der Deutschen Nationalbibliografie; detaillierte bibliografische Daten sind im Internet über http://dnb.d-nb.de abrufbar.

Das Werk einschließlich aller seiner Teile ist urheberrechtlich geschützt. Jede Verwertung außerhalb der Grenzen des Urheberrechtsgesetzes ist ohne Zustimmung des Verlages unzulässig und strafbar. Dies gilt insbesondere für Vervielfältigungen, Übersetzungen, Mikroverfilmungen und die Einspeicherung und Bearbeitung in elektronischen Systemen.

Die Wiedergabe von Gebrauchsnamen, Handelsnamen, Warenbezeichnungen usw. in diesem Werk berechtigt auch ohne besondere Kennzeichnung nicht zu der Annahme, dass solche Namen im Sinne der Warenzeichen- und Markenschutz-Gesetzgebung als frei zu betrachten wären und daher von jedermann benutzt werden dürften.

Die Informationen in diesem Werk wurden mit Sorgfalt erarbeitet. Dennoch können Fehler nicht vollständig ausgeschlossen werden und die Diplomica Verlag GmbH, die Autoren oder Übersetzer übernehmen keine juristische Verantwortung oder irgendeine Haftung für evtl. verbliebene fehlerhafte Angaben und deren Folgen.

Alle Rechte vorbehalten

© disserta Verlag, Imprint der Diplomica Verlag GmbH
Hermannstal 119k, 22119 Hamburg
http://www.disserta-verlag.de, Hamburg 2013
Printed in Germany

Abstract

In diesem hermeneutisch verfassten Buch wird die Notwendigkeit einer Eiweißsupplementierung nach Roux en y Gastric Bypass (RNYGB)-Operationen verdeutlicht. Durch deren Einsatz soll das Auftreten einer Proteinmalnutrition und die damit verbundene Symptomatik (wie beispielsweise Muskelschwäche, Muskelatrophie, Immunschwäche, Wundheilungsstörungen, Alopezie) vermieden werden.

Basis dafür ist eine schrittweise erfolgende Problemaufarbeitung von folgenden Punkten: Die Ernährungstherapie und der Eiweißbedarf bei Adipositas bzw. während einer Gewichtsreduktion, sowie die anatomischen und physiologischen Veränderungen durch eine RNYGB-Operation - in Bezug auf die postoperative Ernährung. Insbesondere folgende pathophysiologische Mechanismen führen postoperativ zu einem Proteinmangel: 1. Verminderte Nahrungsaufnahme, 2. verringerte Magensaftsekretion, 3. Ausschluss des distalen Magens, des Duodenums und proximalen Jejunums, 4. Asynergie zwischen Bolus und biliopankreatischen Sekreten sowie 5. Malabsorption der Nährstoffe (nur mehr 57 % des Proteinverzehrs werden im postoperativen Zeitraum absorbiert). Zusätzlich sind die Eventualität und Folgen einer postoperativen Fehlernährung der Patienten zu berücksichtigen.

Bei der postoperativen Standardtherapie jedoch werden RNYGB-Patienten, in der klinischen Praxis in Österreich, nur in wenigen Instituten Eiweißsupplemente empfohlen. Außerdem wird in vielen Publikationen nur auf die postoperative Vitamin- und Mineralstoffsupplementierung eingegangen. Dem Aufbau dieses Werkes zufolge, findet eine kritische Auseinandersetzung mit Studienergebnissen und kontroversen Meinungen, die gegen eine postoperative Eiweißsupplementierung sprechen, statt.

Zur Verstärkung der literarischen Ergebnisse bezüglich eines Eiweißmangels enthält das vorliegende Buch eine empirische Erfassung der Energie- und Makronährstoffaufnahme von 39 Ernährungsprotokollen aus verschiedenen Monatsabständen - bis zu einem Jahr - nach RNYGB-Operationen.

Nach Betrachtung der gesammelten Erkenntnisse kann gesagt werden, dass, um das Minimum der Eiweißaufnahme - 0,8 g Eiweiß /kg adaptierten Körpergewicht /d - zu erreichen, eine Supplementierung von Proteinen im ersten postoperativen Jahr bei RNYGB-Patienten erforderlich ist. Vor allem wenn eine Eiweißzufuhr von 20 % der Gesamtenergiemenge erreicht werden soll (~ 1,3 g Eiweiß /kg adaptierten KG /d), ist der Einsatz von Proteinmodulen unumgänglich.

Abstract

In this book, hermeneutically drafted, the need for protein supplements after Roux-en-Y Gastric Bypass (RNYGB) operations is illustrated. Through their use, the occurrence of protein malnutrition and its associated symptoms (such as muscle weakness, muscle atrophy, immune weakness, wound healing disorders, alopecia) is avoided. As a basis, the following subjects are being handled step-by-step: The nutrition therapy and the protein demand of obese patients and during weight reduction, as well as the anatomical and physiological changes after a RNYGB surgery - in relation to the postoperative diet. In particular, the following pathophysiological mechanisms lead to a postoperative protein deficiency: 1. Decreased food intake, 2. Decreased secretion of gastric juice, 3. Exclusion of the distal gastric, the duodenum and proximal jejunum, 4 Asynergie between bolus and biliopankreatic secretions as well as 5. Malabsorption of nutrients (only 57 % of protein intake in the postoperative period would be absorbed). In addition, the possibility and consequences of postoperative bad nutrition should be taken into account.

However, in the postoperative standard therapy in clinical practice in Austria, just a few institutes recommend protein supplements to RNYGB-patients. Moreover, in many publications only the postoperative vitamin and minerals supplementation is received. The structure of this work suggests a critical analysis of study results and controversial opinions that argue against postoperative protein supplementation.

To reinforce research results relating to a protein deficiency, this book contains an empirical coverage of energy and macro nutrient intake of 39 nutritional protocols from various monthly intervals - up to one year - after RNYGB operations. After considering the evidence collected, it can be said that in order to achieve the minimum of protein intake – 0.8 g protein / kg body weight adapted / d – protein supplementation during the first postoperative year to RNYGB patients is necessary. Especially when the protein intake should be 20 % of total amount of energy (~ 1.3 g protein /kg adapted body weight /d), the use of protein modules is inevitable.

Inhaltsverzeichnis

Einleitung **15**
    Problemstellung und Forschungsfrage 15
    Zielsetzung und Hypothese 16
    Wissenschaftliche Forschungsmethode 17

1. Adipositas **19**
    1.1. Definition und Problemaufbereitung in Zahlen 19
    1.2. Einteilung der Adipositas 20
    1.3. Fettverteilung 21
    1.4. Ursachen von Übergewicht 22
    1.5. Gesundheitliche Folgen der Adipositas 23

2. Therapiemöglichkeiten bei morbider Adipositas **25**
    2.1. Unterschiedliche Arten der Adipositastherapie und deren Indikationen 25
    2.2. Ernährungstherapie 27
        2.2.1. Verschiedene Strategien der Ernährungstherapie 27
        2.2.2. Verschiedene Formeln zur Energiebedarfsberechnung bei Adipösen 30
    2.3. Eiweiß – ein wichtiger Makronährstoff in der Ernährungstherapie bei Adipositas 37
        2.3.1. Allgemeine Informationen über Proteine 37
        2.3.2. Verdauung und Resorption 38
        2.3.3. Metabolismus 40
        2.3.4. Proteinbewertung 40
        2.3.5. Empfehlungen für den Proteinbedarf 41
        2.3.6. Verschiedene Proteinbedarfsberechnungsmöglichkeiten bei Adipositas 42
        2.3.7. Proteinmangel 43
        2.3.8. Diagnostik der Proteinmalnutrition 45
    2.4. Chirurgisch-operative Maßnahmen zur Adipositastherapie 49
        2.4.1. Allgemeine Informationen bezüglich adipositaschirurigscher Therapie 49
        2.4.2. Indikation 50
        2.4.3. Patienteninformation 51
        2.4.4. Ernährungsmedizinische Beratung und dessen Stellenwert in der Adipositaschirurgie 51
        2.4.5. Verfahrensauswahl 52

3. Roux en y Gastric Bypass 55
   3.1. Allgemeine Informationen über den Roux en y Gastric Bypass (RNYGB) 55
   3.2. Prinzip des chirurgischen Verfahrens 56
      3.2.1. Proximaler Magenbypass bzw. RNYGB 56
      3.2.2. Distaler Magenbypass 57
   3.3. Physiologische Veränderungen in Bezug auf die Ernährung sowie Eiweißzufuhr und -resorption 58
   3.4. Intra- und Postoperative Komplikationen 63
   3.5. Langezeitfolgen 64
   3.6. Nachsorge 64
   3.7. Erfolge durch RNYGB-Operationen 66
   3.8. Physiologische Mechanismen beim Gewichtsverlust in Bezug auf den Proteinmetabolismus 67

4. **Ernährung bei RNYGB** **69**
   4.1. Verschiedene Formen des Kostaufbaus 69
   4.2. Allgemeine Ernährungsempfehlungen nach der Operation 71

5. **Proteinsupplemente bei RNYGB** **77**
   5.1. Allgemeine Empfehlungen zur Supplementierung bei RNYGB 77
   5.2. Hermeneutische Erfassung eines möglichen Eiweißmangels und dessen Supplementierung 78
      5.2.1. Studienergebnisse in Bezug auf Laborparameter 78
      5.2.2. Studienergebnisse in Bezug auf anatomische und physiologische Veränderungen durch die RNYGB-Operation 80
      5.2.3. Studienergebnisse in Bezug auf die Entwicklung einer „Eiweißintoleranz" 81
      5.2.4. Studienergebnisse in Bezug auf die Energie- und Eiweißaufnahme 83
      5.2.5. Studienergebnis in Bezug auf Bioimpedanzanalyse 86
      5.2.6. Zeitraum für das Auftreten von Eiweißdefiziten 87
      5.2.7. Folgen einer Mangelernährung 88
      5.2.8. Prävention eines möglichen Eiweißdefizites 88
      5.2.9. Maßnahmen bei Auftreten eines Proteindefizites 90

6. **Empirische Erfassung eines möglichen Eiweißmangels** **91**
   6.1. Hintergrund 91
   6.2. Methoden 91

6.3. Resultate 95

6.4. Diätologische Diagnose 108

6.5. Empfehlungen für die Eiweiß-Zufuhr bei RNYGB 111

6.6. Einsatz von Eiweißsupplementen 112

7. Conclusio 115

7.1. Risikofaktoren zur Entwicklung einer Proteinmalnutrition 115

7.2. Evidenzbasierte Energie- und Eiweißbedarfsberechnungen für RNYGB-Patienten . 118

    7.2.1. Berechnungen des Energiebedarfs 118

    7.2.2. Berechnung des Eiweißbedarfs 120

8. Literaturverzeichnis 123

9. Anhang 139

9.1. Einsatz von Supplementen bei RNYGB 139

9.2. Erhältliche Eiweißsupplemente in Österreich 139

9.3. Rechenbeispiel: Empirische Erfassung eines 3-Tages-Ernährungsprotokolls 141

Abbildungsverzeichnis

Abbildung 1: BMI-Formel 20
Abbildung 2: Gynoider und Androider Typ der Adipositas 22
Abbildung 3: Schematische Darstellung des proximalen RNYGB 57
Abbildung 4: Resorption im chirurgisch unveränderten Verdauungstrakt 62
Abbildung 5: Pathophysiologische Mechanismus beim RNYGB 81
Abbildung 6: Postoperative Energieaufnahme in kcal 103
Abbildung 7: Postoperative Eiweißaufnahme in Gramm 104
Abbildung 8: Minimum der postoperativen Eiweißaufnahme /kg adapt. KG /g ... 105
Abbildung 9: Postoperative Eiweißaufnahme /kg adapt. KG /g 106
Abbildung 10: Absorbierte Menge an Eiweiß /g [eigener Entwurf] 107

Tabellenverzeichnis

Tabelle 1:	Gewichtsklassifikation bei Erwachsenen anhand des BMI	20
Tabelle 2:	Taillenumfang und Risiko für metabolische Komplikationen	22
Tabelle 3:	Flussdiagramm: Auszug aus den evidenzbasierten Leitlinien zur Adipositasprävention und –therapie – Maßnahmen bei morbider Adipositas	26
Tabelle 4:	Richtwerte für die durchschnittliche Energiezufuhr	36
Tabelle 5:	Absorption von Eiweiß im Dünndarm	39
Tabelle 6:	Empfehlungen der Proteinzufuhr bei gesunden Erwachsenen, in verschiedenen Zeiträumen	41
Tabelle 7:	Beurteilung des Körperbestandes an viszeralem Protein bezüglich der Konzentration von Serumproteinen mit unterschiedlicher Halbwertszeit	46
Tabelle 8:	Verschiedene Formen des Kostaufbaus	69
Tabelle 9:	Magenbypass und die mögliche Entwicklung eines Nährstoffmangel	79
Tabelle 10:	Präoperative Patientengruppe, Aufnahme an Energie und Eiweiß	85
Tabelle 11:	Postoperative Patientengruppe, Aufnahme an Energie und Hauptnährstoffen	86
Tabelle 12:	Ernährungsprotokolle Magenbypass-Patienten, 5. Woche /1. Monat postoperativ	95
Tab.elle 13:	Ernährungsprotokolle Magenbypass-Patienten, 2. /3. Monat postoperativ	96
Tabelle 14:	Ernährungsprotokolle Magenbypass-Patienten, 6. /7. Monat postoperativ	97
Tabelle 15:	Ernährungsprotokolle Magenbypass-Patienten, 8. /9. Monat postoperativ	98
Tabelle 16:	Ernährungsprotokolle Magenbypass-Patienten, 12. Monat postoperativ	99
Tabelle 17:	Zusammenfassung der Ergebnisse I, Adaptiertes Körpergewicht	100
Tabelle 18:	Zusammenfassung der Ergebnisse II, Adaptiertes, Soll und Ist Werte	101
Tabelle 19:	Zusammenfassung der Ergebnisse III, Soll-Ist-Vergleich	102
Tabelle 20:	Absorption des Proteinverzehrs	107
Tabelle 21:	Berechnung der Eiweißzufuhr und Menge der Eiweißsupplementierung	109
Tabelle 22:	Vergleich der unterschiedlichen Empfehlungen für das Minimum der Proteinaufnahme bei RNYGB	111
Tabelle 23:	Vergleich von fettarmer Milch mit ausgewählten Proteinsupplementen	113
Tabelle 24:	Empfehlungen für Nahrungsergänzungsmittel	139
Tabelle 25:	Beispiele für erhältliche Eiweißsupplemente in Österreich	140

Abkürzungsverzeichnis

adapt. KG	adaptiertes Körpergewicht
AKE	Arbeitsgemeinschaft für klinische Ernährung
AKG	Aktuelles Körpergewicht
BCM	Körperzellmasse
BIA	Bioelektrische Impedanzanalyse
BLS	Bundeslebensmittelschlüssel
BPD	Biliopankreatische Diversion
BW	Body Weight
d	[engl.] day (= Tag)
DGE	Deutschen Gesellschaft für Ernährung
DRI	Dietary Reference Intake
ECM	extrazelluläre Masse
Ew	Eiweiß
F	Fett
GEM	Gesamtenergiemenge
GU	Grundumsatz
IBW	Ideal Body Weight
IKG	Ideales Körpergewicht
k. A.	keine Angabe
Kcal	Kilokalorien
KG	Körpergewicht
Kh	Kohlenhydrate
Mby	Magenbypass
MJ	Mega-Joule
n	Anzahl
oz	Ounce (1 ounce = 28,35 Gramm [81])
PAL	Physical activity level, körperliche Aktivität
postop. d	postoperativer Tag
RDA	Recommended Dietary Allowances
RNYGB	Roux en y Gastric Bypass

Einleitung

❖ Problemstellung und Forschungsfrage

Adipositas zählt weltweit zu den schwerwiegendsten Gesundheitsrisiken dieses Jahrhunderts und hat inzwischen epidemische Ausmaße angenommen. [2] In Österreich zeigt die Entwicklung der Adipositas ebenfalls einen kontinuierlichen Anstieg der Prävalenz in allen Altersgruppen und Regionen, mit bereits ausgeprägten Risikoregionen in Ostösterreich. [9, 111] Die Entstehung dieses gesundheitsgefährdenden Krankheitsbildes wird auf zahlreiche Ursachen zurückgeführt. [3] Hinsichtlich der somit nicht eindeutig geklärten Pathogenese der Adipositas gibt es zahlreiche Therapieansätze. Aufgrund bescheidener Erfolge bei konservativen Adipositastherapien gehen Befürworter der operativen Therapie davon aus, dass chirurgische Eingriffe die effektivste Form der Langzeitbehandlung bei morbider Adipositas darstellen. [6] Viele Patienten haben trotz guter Compliance eine lange Leidensgeschichte mit unzähligen Bewegungsprogrammen, Diätversuchen und Kuraufenthalten hinter sich, die bei ihnen fast regelmäßig zum bekannten „Jojo-Effekt" führten. [57] Genetische Prädisposition zur Adipositas, niedriger Grundumsatz und mangelhafte Sättigungssignale können u. a. auf das häufige Scheitern konservativer Therapiemaßnahmen zurückgeführt werden. [1, 62] Somit bleibt die Adipositaschirurgie derzeit „Ultima Ratio" im Rahmen eines Gesamtkonzeptes zur Behandlung von extremem Übergewicht. [4]

Auf das gemischt restriktive-malabsorptive Verfahren, den Roux en y Gastric Bypass (RNYGB), wird in diesem Werk näher eingegangen. Vor allem in Amerika und Europa wird dieser bariatrische Eingriff zahlreich operiert. [41, 48] Durch die anatomischen und physiologischen Veränderungen und die daraus resultierenden Konsequenzen dieser Operation, kommt es zu einer unzureichenden Zufuhr und Resorption der Proteinmenge. [98] Allerdings besteht bei Patienten v. a. in der ersten postoperativen Phase bzw. in dem Zeitraum in dem der meiste Anteil des Übergewichtes reduziert wird, ein erhöhter Bedarf an Eiweiß. [104] Diese Periode kann ungefähr im ersten postoperativen Jahr angesetzt werden. [89]

Die Problematik, mit der sich das vorliegende Werk beschäftigt, lässt sich durch folgende zwei Zitate aus der Literatur gut verdeutlichen:

> Bariatric operations present the best answer not only to the principal disease, but also to the comorbidities. In other words, "a surgeon can perform one operation and cure the

patient of four or five diseases". To achieve this aim, it is required to produce another illness, namely controlled starvation. J. Faintuch et al. [93]

Bariatrische Operationen sind nicht nur die beste Antwort gegen Adipositas als prinzipielle Krankheit, sondern auch gegen die Komorbiditäten. In anderen Worten „Ein Chirurg kann eine Operation ausführen und somit die Patienten von vier oder fünf Krankheiten kurieren" Um dieses Ziel zu erreichen, ist es notwendig eine andere Krankheit, namens „kontrolliertes Verhungern", zu produzieren. J. Faintuch et al. [93]

„Die Kapazität des Magens hat sich verkleinert, nicht aber das Bedürfnis nach bestimmten Nahrungsmitteln und schon gar nicht automatisch das Essverhalten." M. Zeiner [66]

Bei der postoperativen Standardtherapie jedoch werden RNYGB-Patienten, in der klinischen Praxis in Österreich, in nur wenigen Instituten Eiweißsupplemente empfohlen. Außerdem wird in vielen Publikationen nur auf die postoperative Vitamin- und Mineralstoffsupplementierung eingegangen.

Infolgedessen stellt sich anschließende Forschungsfrage:" Inwieweit muss eine gezielte Eiweißsupplementierung bei RNYGB-Patienten stattfinden, um eine Eiweißmalnutrition, bis ein Jahr nach der Operation, zu vermeiden?"

❖ Zielsetzung und Hypothese

Ziel dieses Werkes soll sein, die Notwendigkeit einer Eiweißsupplementierung nach RNYGB-Operationen zu verdeutlichen und durch dessen Einsatz das Auftreten einer Proteinmalnutrtition und die damit verbundene Symptomatik zu vermieden.

Basis dafür ist eine gründliche Literatur- und Studienrecherche, um die Ernährungstherapie bei Adipositas und die Problemanalyse einer postoperativen Proteinmalnutrition zu erörtern. Danach wird die Berechnung des Eiweißbedarfs bei Adipösen, anhand von verschiedenen Formen der Ernährungstherapie und Energiebedarfsberechnung bei Adipositas sowie Empfehlungen für die Eiweißzufuhr, ermittelt.

Dadurch wird, anhand der Resultate dieses Werkes, ein Vorschlag für eine evidenzbasierte Eiweißbedarfsberechnung bei dieser Patientengruppe und dessen Umsetzung in die Praxis ausgearbeitet.

Ein weiteres Ziel dieses Werkes ist, konkrete Empfehlungen für die Ernährung nach RNYGB-Operationen zu recherchieren. Da es sich bei diesem Verfahren um eine gemischt restriktiv-malabsorptive Technik handelt, werden Empfehlungen für die Ernährung bei restriktiven

Verfahren mit Empfehlungen bei malabsorptiven Verfahren abgeleitet bzw. zusammengefasst. Folglich werden „10 Regeln der gesunden Ernährung nach RNYGB-Operationen" ermittelt, die die Patienten berücksichtigen sollen, damit es nach der Nahrungsaufnahme zu keinen Beschwerden bzw. Komplikationen kommt.

Anhand dieses Werkes soll auch verdeutlicht werden, dass die Einbindung der Diätologen im interdisziplinären Team der Adipositaschirurgie unumgänglich ist. Dieses Werk kann Diätologen bei der ernährungsmedizinischen Betreuung der RNYGB-Patienten unterstützen und ihnen für diese Tätigkeiten Anregungen geben.

Durch die schrittweise erfolgende Problemaufarbeitung soll ein allgemeines Verständnis für folgende Punkte geschaffen werden: Die Ernährungstherapie und den Eiweißbedarf bei Adipositas bzw. während einer Gewichtsreduktion, sowie die anatomischen und physiologischen Veränderungen durch den chirurgischen Eingriff beim RNYGB - in Bezug auf die postoperative Ernährung. Diesem Aufbau zufolge, kann eine kritische Auseinandersetzung mit Studienergebnissen und kontroversen Meinungen, die gegen eine postoperative Eiweißsupplementierung sprechen, stattfinden.

Durch das Verständnis für die ernährungsmedizinischen Bedürfnisse dieser Patientengruppe kann die fachliche Kompetenz unserer Berufsgruppe in der Adipositaschirurgie, bei der Patientenbetreuung und der Zusammenarbeit mit einem interdisziplinären Team, gewährleistet werden.

Infolgedessen lautet die Hypothese dieses Werkes: „Es muss eine gezielte Eiweißsupplementierung bei RNYGB-Patienten stattfinden, um eine Eiweißmalnutrition, bis ein Jahr nach der Operation, zu vermeiden."

❖ Wissenschaftliche Forschungsmethode

Es handelt sich um eine hermeneutisch verfasstes Werk bei der der Bibliothekskatalog der Medizinischen Universität Wien und der Gesamtkatalog des Österreichischen Bibliothekenverbundes sowie v. a. die Suchmaschine PupMed eingesetzt werden. Die laut Suchmaschine publizierten Studien werden in print- oder e-Journals (der Medizinischen Universitätsbibliothek Wien) nachgelesen, wobei „Guidelines" und „Reviews" bevorzugt in den Text einfliesen werden. Es ist davon auszugehen, dass der Eiweißmangel bei RNYGB-Patienten in der Literatur nicht häufig Beachtung findet. Daher existieren zu diesem Thema keine Metaanalysen und nur wenige Studien mit einer großen Teilnehmeranzahl. Insofern werden neben letzteren auch Studien mit einer geringeren Teilnehmerzahl für das vorliegende Buch herangezogen. Es wird davon abgesehen publizierte „Case reports" von einzelnen RNYGB-Patienten zu verwenden, da diese eine zu geringe Aussagekraft für eine wissenschaftliche Arbeit liefern.

Vor allem bei Studien wird großteils darauf geachtet, dass ihre Veröffentlichung nicht länger als vier Jahre zurückliegt, da in der Adipositaschirurgie immer wieder die Operationstechniken verbessert werden. Bei der Fachliteratur liegt das Augenmerk darauf, dass die neueste Auflage zitiert wird.

Zur Verstärkung der literarischen Ergebnisse bezüglich eines Eiweißmangels bei RNYGB-Patienten erfolgt eine empirische Erfassung der Energie- und Makronährstoffaufnahme. Dafür werden 39 Ernährungsprotokolle aus verschiedenen Monatsabständen – bis zu einem Jahr - nach RNYGB-Operationen, in einem Computerberechnungssystem berechnet. Somit findet die Ermittlung des postoperativen Ernährungs-Ist-Zustandes statt. Anschließend folgt, auf Basis des hermeneutischen Teils des Werkes, eine evidenzbasierte Berechnung des Energie- und Eiweißbedarfs - dem so genannten Soll-Zustandes - dieser Patientengruppe. Die Ist- und Soll-Ergebnisse werden anschließend in einem Soll-Ist-Vergleich gegenübergestellt und daraus wird eine diätologische Diagnose gezogen. Die genaue Methode des empirischen Teils des Buches ist in Kapitel 6.2. nachzulesen.

Die Zitierweise richtet sich nach der Publikation von H. Brezina und A. Grillenberger: „Schritt für Schritt zur wissenschaftlichen Arbeit in den Gesundheitsberufen". [122] Die Zitierweise im Text erfolgt anhand der üblichen Methode bei medizinischer Fachliteratur - im Text werden Zahlenverweise auf das Literaturverzeichnis eingesetzt.

Um den Lesefluss zu erhalten wird davon abgesehen doppelte Geschlechtsbezeichnungen zu verwenden. Verweisen auf Kapitel, kritischen Auseinandersetzungen und Anmerkungen werden kursiv formatiert. Außerdem werden, aufgrund der unterschiedlichen Bedeutung von Symbolen, keine einheitlichen Aufzählungszeichen in dem Buch eingesetzt.

1 Adipositas

1.1 Definition und Problemaufbereitung in Zahlen

Die Welt-Gesundheits-Organisation (World Health Organization, WHO) definiert die Adipositas im Jahr 2000 wie folgt [3]:

„Adipositas ist eine chronische Krankheit mit eingeschränkter Lebensqualität und hohem Morbiditäts- und Mortalitätsrisiko, die eine langfristige Betreuung erfordert".

Aber auch andere Begriffsbestimmungen sind in der Literatur bekannt, wie beispielsweise die Definition von R. Weiner [4]:

Bei der Adipositas handelt es sich um eine übermäßige Bildung von Fettgewebe mit generalisierter Speicherung (Vermehrung des Körperfettes auf über das Doppelte der Norm). Es ändert sich die Körperzusammensetzung *(Body composition)*: Die Fettmasse steigt absolut und relativ gegenüber der fettfreien Körpermasse.

Unabhängig davon, in welchem Wortlaut die Adipositas definiert wird, die WHO zählt sie zu den schwerwiegendsten Gesundheitsrisiken dieses Jahrhunderts. Die Zahl der an Adipositas erkrankten Menschen hat sich in den letzten beiden Jahrzehnten verdreifacht und inzwischen epidemische Ausmaße angenommen. Sie beträgt zurzeit, je nach Definition des Begriffs Übergewicht bzw. Fettsucht und Statistik, 30-50% der Gesamtbevölkerung. Erstmals leben so viele dünne wie dicke Menschen auf der Erde: 1,1 Milliarden hungern jeden Tag – im Gegensatz dazu leben 1,1 Milliarden Übergewichtige im Überfluss, Tendenz steigend. Sollte diese Prävalenz weiter so rasant zunehmen wie in den 1990er Jahren, werden in der Europäischen Region nach Schätzungen, bis 2010 ca. 150 Mio. Erwachsene und 15 Mio. Kinder und Jugendliche adipös sein. [1, 2, 4, 6] Laut aktuellen österreichischen Ernährungsbericht 2008 zeigt sich auch in Österreich ein hoher Anteil an übergewichtigen Personen in allen Altersgruppen. Bei den erwachsenen Österreichern beträgt die Prävalenz 42 % (davon sind 11 % adipös). [111]

Jährlich können in der EU 80 % aller Typ-2-Diabetes-Fälle, 55 % der hypertensiven und 35 % der ischämischen Herzkrankheiten sowie über 1 Mio. Todesfälle und zusammengezählt mehr als 12 Mio. krank verbrachte Lebensjahre auf Adipositas und Übergewicht zurückgeführt werden. Auch die negativen Auswirkungen des Übergewichtes auf die psychosoziale Gesundheit und die persönliche Lebensqualität muss bedacht werden. [2]

1.2 Einteilung der Adipositas

Neben den diversen Definitionen findet sich eine große Anzahl von Berechnungsformeln und Gewichts-Größen-Indizes zur Klassifikation des Körpergewichts. Der Body Maß Index (BMI) scheint sich international, als das beste anthropometrische Maß zur Erfassung der Körperfettmasse, durchgesetzt zu haben. Auch die WHO zieht ihn als Grundlage für die Klassifizierung der Adipositas heran. [4, 5] Ein großer Vorteil des BMI ist die Einfachheit in der Berechnung, die auch in Abbildung 1 ersichtlich ist: es wird das Gewicht (in kg) durch die Körpergröße (in Metern) zum Quadrat dividiert. [4]

$$BMI = \frac{\text{Körpergewicht in kg}}{(\text{Körpergröße in m})^2}$$

Abb. 1: BMI-Formel [106]

Der BMI basiert auf dem Prinzip, dass bei der Zunahme des Fettgewebes, und somit des Körpergewichts, über einen gewissen Grenzwert hinaus, die Zahl verschiedener Erkrankungen zu- und die Lebenserwartung abnimmt. [6] Somit konnte der Körpergewichtsbereich ermittelt werden, der bei einer gegeben Körperlänge mit dem geringsten Krankheitsrisiko und der größten Lebenserwartung einhergeht [6]: Bei einem BMI von 22 ist das Mortalitätsrisiko am geringsten. [10] Im Jahr 2000 entwickelte die WHO aus diesen Gründen nachfolgende Tabelle zur Kategorisierung des Körpergewichts. [3]

Tab. 1: Gewichtsklassifikation bei Erwachsenen anhand des BMI (nach WHO, 2000) [3]:

Kategorie	BMI	Risiko für Begleiterkrankungen des Übergewichts
Untergewicht	< 18,5	niedrig
Normalgewicht	18,5 – 24,9	durchschnittlich
Übergewicht	≥ 25.0	
Präadipositas	25 – 29,9	gering erhöht
Adipositas Grad I	30 – 34,9	erhöht
Adipositas Grad II	35 – 39,9	hoch
Adipositas Grad III	≥ 40	sehr hoch

Nach Ergebnissen der Framingham-Studie steigt beispielsweise die kardiovaskuläre Mortalität ab einem BMI von 24,4 kg /m^2 deutlich an. [6]

Die Begriffe krankhafte oder morbide Adipositas sind in der oben erwähnten Tabelle nicht enthalten. Sie werden dann verwendet, wenn bereits Folgeschäden durch das extreme Übergewicht eingetreten sind. [4] Außerdem wird dieser Wortgebrauch in der Literatur ab einem BMI > 40 kg /m^2 herangezogen. Etliche amerikanische Autoren sprechen ab einem BMI > 50 kg /m^2 von „superobesity" und einem BMI > 60 kg /m^2 von „supersuperobesity" Patienten. [57]

Vor allem auf diese krankhaften Formen der Adipositas wird in dem vorliegenden Buch näher eingegangen.

1.3 Fettverteilung

Neben dem Ausmaß der Adipositas, welches über den BMI erfasst wird, bestimmt das Fettverteilungsmuster erheblich das kardiovaskuläre und metabolische Gesundheitsrisiko. Nach Erscheinungstyp können der gynoide „birnenförmige" (weibliche Form des Fettansatzes in der Hüft- und Oberschenkelregion) und der androide „apfelförmige" Typ (männliche Form mit der Ansammlung des Körperfettes vorwiegend im Abdomenbereich) unterschieden werden, wie in Abbildung 2 ersichtlich ist. Allerdings ist es auch möglich, dass Männer eine gynoide sowie umgekehrt Frauen eine androide Fettverteilung aufweisen. Deutlich risikoreicher für die Entwicklung von Herz- und Kreislauferkrankungen ist die androide Fettverteilung, die auch als Stammfettsucht bezeichnet wird. Das Fett wird nicht nur subkutan, sondern auch intraabdominell gespeichert. [4, 5, 6, 7, 14] Diese Erkenntnisse werden von einer, vor kurzer Zeit publizierten, Auswertung der groß angelegten EPIC-Studie (European Prospecitve Investigation into Cancer and Nutrition) mit 359 387 Probanden aus neun europäischen Ländern unterstrichen. [40]

Eine einfache Möglichkeit zur Beurteilung des viszeralen Fettdepots ist die Messung des Taillenumfangs. Eine abdominale Adipositas besteht laut WHO bei einem Taillenumfang von ≥ 102 cm bei Männern und ≥ 88 cm bei Frauen. [3] In der nachfolgenden Tabelle wird die Einstufung bezüglich erhöhtem bzw. deutlich erhöhtem Risiko für kardiovaskuläre und metabolische Komplikationen angeführt.

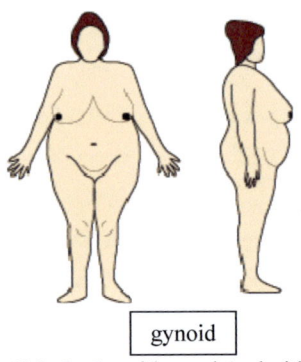
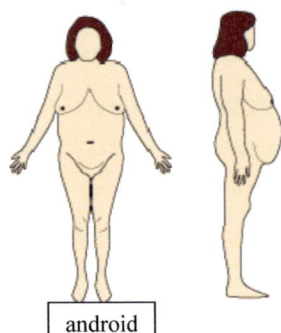

gynoid   android

Abb. 2: Gynoider und Androider Typ der Adipositas [107]:

Tab. 2: Taillenumfang und Risiko für metabolische Komplikationen [3]:

Risiko für kardiovaskuläre und metabolische Komplikationen	Taillenumfang (in cm)	
	Männer	**Frauen**
erhöht	≥ 94	≥ 80
deutlich erhöht	≥ 102	≥ 88

1.4 Ursachen von Übergewicht

Die Adipositas wird heute als multifaktoriell bedingtes, heterogenes Krankheitsbild betrachtet. Ihre Entstehung wird auf folgende Ursachen zurückgeführt [1, 2, 3, 4, 5, 6, 7, 9]:

- ❖ Lebensstil (z. B. Bewegungsmangel, Fehlernährung, Stress,…)
- ❖ Genetische Ursachen, familiäre Disposition
- ❖ Physiologische Ursachen (z. B. Set-Point, Energiebilanz, Fettzellen)
- ❖ Endokrine Erkrankungen (z. B. Cushing-Syndrom[1], Hypothyreose[2])
- ❖ Medikamente (z. B. Glukokortikoide, Antidepressiva, Neuroleptika)
- ❖ Psychologische Ursachen und Essstörungen (z. B. Binge-Eating, Disorder, Bulimie)
- ❖ Andere Ursachen (z. B. Schwangerschaft, Operationen in der Hypothalamusregion, Immobilisierung)

---

[1] „Cushing-Syndrom = durch ein Erhöhung der Glucocoricoide im Körper verursachtes Syndrom mit u. a. Vollmondgesicht, Stammfettsucht, Büffelhöcker des Nackens, Osteoporose, Muskelschwäche, Steroiddiabetes" [109]

[2] „Hypothyreose = Unterfunktion der Schilddrüse mit verminderter Bildung und Abgabe von Schilddrüsenhormonen in den Blutkreislauf" [109]

Vor allem das Zusammentreffen von Bewegungsmangel und schlechter Ernährung führt weitgehend zur Adipositasepidemie. Die Ernährung vieler Menschen ist durch hohen Energiegehalt und niedrigen Sättigungswert bestimmt und etwa zwei Drittel der Erwachsenen im westlichen Teil der Europäischen Region sind nicht in dem empfohlenen Maße körperlich aktiv. Folglich entsteht Übergewicht in erster Linie dadurch, wenn die tägliche Energieaufnahme langfristig den Energieverbrauch des Körpers übersteigt. [2, 3, 4, 5, 6, 7, 9]

Ein weiterer wichtiger Faktor ist die genetische Prädisposition, die durch aktuelle Untersuchungen einen immer größeren Stellenwert in der Ursachenforschung der Adipositas einnimmt. [1, 4, 6]

1.5 Gesundheitliche Folgen der Adipositas

In Folge des oftmals langjährigen Übergewichts und der damit verbundenen metabolischen Veränderungen kommt es zum Auftreten von unterschiedlichsten Sekundärerkrankungen, die die Lebensqualität und die Lebenserwartung der Betroffenen stark verringern. Die häufigsten, mit Übergewicht assoziierten Krankheiten und Risikofaktoren sind u. a. Hyperlipoproteinämie, Hypertonie, Diabetes melltius Typ II, Schlafapnoe, Gelenksbeschwerden, Hyperurikämie, Venenleiden und bestimmte Karzinome sowie das oftmals auftretende metabolische Syndrom. [2, 3, 4, 5, 6, 7, 9] Die Adipositas wird neben dem Zigarettenkonsum zu den häufigsten vermeidbaren Todesursachen gezählt. [7] Durch sie steigt die Letalität um das 6- bis 12-fache an. [4]

2 Therapiemöglichkeiten bei morbider Adipositas

2.1 Unterschiedliche Arten der Adipositastherapie und deren Indikationen

Aufgrund der nicht eindeutig geklärten Pathogenese der Adipositas gibt es zahlreiche Therapieansätze.

Ziel einer Adipositastherapie ist jedenfalls der langfristige Gewichtsverlust, die Verbesserung von übergewichtsassoziierten Erkrankungen sowie das verbesserte Gesundheitsverhalten. Aber auch die Steigerung der Lebensqualität, Verminderung der Arbeitsunfähigkeit, Stärkung der Selbstmanagementfähigkeit und Stressverarbeitung spielen eine Rolle. [3, 10, 11]

In der Literatur werden folgende fünf Behandlungsansätze unterschieden [3, 8, 10, 11]:

- ❖ Ernährungstherapien („Diäten")
- ❖ Bewegungstherapien
- ❖ Verhaltenstherapien (z. B. Selbstbeobachtung, Stimuluskontrolle, Verstärkungstechniken)
- ❖ Medikamentöse Therapien
- ❖ Chirurgisch-operative Maßnahmen

Indikationen zu Gewichtsreduktion sind [3, 10, 11]:

- ❖ ein BMI ≥ 30 kg/m2 oder
- ❖ Übergewicht mit einem BMI zwischen 25 und 29,9 kg/m2 und gleichzeitiges Vorliegen
  - ✓ übergewichtsbedingter Gesundheitsstörungen (z. B. Hypertonie, Diabetes Mellitus Typ 2) oder
  - ✓ Morbiditäten, die durch Übergewicht verschlimmert werden oder
  - ✓ eines abdominalen Fettverteilungsmusters oder
  - ✓ eines großen psychosozialen Leidensdrucks

Die Deutsche Adipositas-Gesellschaft entwickelte 2005 (neueste Version 2007) die evidenzbasierten Leitlinien zur Prävention und Therapie der Adipositas. Sie beschreiben das Therapievorgehen bei Übergewicht bzw. Adipositas, basierend auf dem Grad des Körpergewichtes und der Gesundheitsgefährdung. [3] Diese wurden auch im „ersten österreichischen Adipositasbericht 2006" im Kapitel „Adipositastherapie" herangezogen und modifiziert [10] Aber auch andere Autoren, wie beispielsweise R. Weiner („Adipositaschirurgie - Indikation und Therapieverfahren") zitieren dieses Schema für die Therapiebeschreibung der Adipositas. [4]

Das anschießende Flussdiagramm zeigt einen Auszug aus den evidenzbasierten Leitlinien der Deutschen Adipositas-Gesellschaft, welche nach Hoppichler et al. 2006 mit dem österreichischen Konzept für die Behandlung der Adipositas ergänzt wurden.

Tab. 3: Flussdiagramm: Auszug aus den evidenzbasierten Leitlinien zur Adipositasprävention und –therapie – Maßnahmen bei morbider Adipositas [3, 10, 11]

Grad des Körpergewichts und der Gesundheitsgefährdung	Ziel	Maßnahmen
Adipositas Grad II (BMI 35 - 39,9 kg /m^2) plus Risikofaktor und /oder Komorbiditäten	Dauerhafte Gewichtsreduktion um 10-20 % Österreich: Dauerhafte Gewichtsreduktion um ca. 10 % in 6 Monaten	1. Basisprogramm[1], Risikofaktoren-Management, Therapie der Komorbiditäten 2. wenn kein Erfolg, frühestens nach zwölf Wochen zusätzliche medikamentöse Therapie erwägen
Adipositas Grad III (BMI > 40 kg /m^2)	Dauerhafte Gewichtsreduktion um 10-30 % Österreich: Dauerhafte Gewichtsreduktion um ca. 10 % in 6 Monaten	3. bei erfolgloser konservativer Therapie chirurgische Maßnahmen erwägen

Programme zum Gewichtsmanagement sollen aus zwei Phasen bestehen. In der ersten Phase steht die Reduktion des Übergewichts im Vordergrund. In der zweiten Phase soll die Gewichtserhaltung mit langfristiger Ernährungsumstellung auf eine ausgewogene Mischkost, wie sie von der Deutschen Gesellschaft für Ernährung (DGE) empfohlen wird, erfolgen. [3, 12]

Auf die Bereiche Ernährungstherapie und adipositaschirurgische Therapien wird in diesem Buch im Folgenden näher eingegangen.

---

[1] Das Basisprogramm setzt sich zusammen aus Ernährungstherapie (siehe Kapitel 2.1), Bewegungstherapie und Verhaltensmodifikation.

2.2 Ernährungstherapie

2.2.1 Verschiedene Strategien der Ernährungstherapie

Die Ernährungstherapie gliedert sich in verschiede Strategien. [3] Die tägliche Energiezufuhr muss dann, wenn das Körpergewicht um 1 kg reduziert werden soll, während ungefähr sieben Tagen um 1000 kcal unter den täglichen Bedarf liegen. Grundlage dafür ist die Tatsache, dass 1 kg Fettgewebe ca. 7000 bis 7500 kcal entsprechen. [6]

Jedoch soll der Einstieg in die Therapie nach Abschätzung des individuellen Risikoprofils sowie unter Berücksichtigung der individuellen Gegebenheiten erfolgen. [3]

Das Energiedefizit kann über folgende Ernährungstherapien bewirkt werden:

❖ **Alleinige Reduktion des Fettverzehrs** [3]**:**
- ✓ Tägliches Energiedefizit von ca. 500 kcal
- ✓ Fettaufnahme: ca. 60 Gramm pro Tag (bzw. höchstens 30 % der Gesamtenergiemenge [10]), kohlenhydratbetont
- ✓ Gewichtssenkung: durchschnittlich 3,2-4,3 kg in sechs Monaten
- ✓ Gut geeignet nach einer Phase der Gewichtssenkung zur langfristigen Stabilisierung des Körpergewichts

❖ **Mäßig energiereduzierte Mischkost /Standardtherapie der Adipositas** [3]**:**
- ✓ Tägliches Energiedefizit von ca. 500-800 kcal
- ✓ Fett-, Eiweiß- und Kohlenhydratbegrenzung, Einsatz von v. a. pflanzlichen Produkten
- ✓ Gewichtssenkung: durchschnittlich 5,1 kg in zwölf Monaten
- ✓ Langfristig wirksam, weitgehend nebenwirkungsfrei

Nährstoffzusammensetzung einer kalorienreduzierten Mischkost lt. dem ersten österreichischen Adipositasbericht 2006 [10]:

15-20% der Gesamtenergiemenge	Eiweiß (biologisch hochwertige Proteine)
30-35 % der Gesamtenergiemenge	Fett (jeweils 1/3 gesättigte, einfach ungesättigte und mehrfach ungesättigte Fettsäuren)
50-55% der Gesamtenergiemenge	Kohlenhydrate (idealerweise komplexe Kohlenhydrate)

Nährstoffzusammensetzung der Reduktionskost bzw. energiereduzierter Mischkost lt. dem Rationalisierungsschema 2004 [23]:

15-20% der Gesamtenergiemenge ... Eiweiß (mind. 50 g biologisch hochwertige Proteine/d)	
25-30 % der Gesamtenergiemenge ... Fett (mind. 4,5 g Linolsäure)	
50-55% der Gesamtenergiemenge	Kohlenhydrate (v. a. ballaststoff- und wasserreiche Nahrungsmittel)

❖ **Drastisch kalorienreduzierte Ernährung** [10, 11]:
- ✓ Für Hochrisikopatienten
- ✓ Nur unter ärztlicher Verordnung mit sorgfältiger medizinischer Untersuchung am Beginn der Therapie und regelmäßiger Verlaufskontrolle der Elektrolyte, der Harnsäure, des Kreatinins und des Acetons
- ✓ Tägliche Kalorienzufuhr von ungefähr 450-800 kcal
- ✓ Tägliche Mindestaufnahme an Nährstoffen: 50 g Eiweiß, Minimum an essentiellen Fettsäuren (7g /d) und 45 g Kohlenhydrate (zur Vermeidung einer Ketose);
- ✓ Eine Supplementierung mit Multivitaminpräparaten sollte erfolgen, wenn die Diät über längerem Zeitraum praktiziert wird
- ✓ Mindestens zwei Liter – im Idealfall drei Liter kalorienarme Flüssigkeit
- ✓ Starker Gewichtsverlust in kurzem Zeitraum von durchschnittlich 20 kg in zwölf bis 16 Wochen
- ✓ Begrenzte Periode von vier bis maximal sechs Wochen; nach Ende der Diät wird die Kalorienzufuhr um 200 kcal/d in wöchentlichen Abständen erhöht, um eine Wiederzunahme zu verhindern
- ✓ Nebenwirkungen sind u. a. Proteinverlust, Abbau von Körperprotein, Senkung des Ruheumsatzes, Kaliumverlust (Herzrhythmusstörungen), Verstopfung oder Diarrhö, Ketosen, Hyperurikämie bzw. Gichtanfälle, Gallensteinkomplikationen, verminderte Leistungsfähigkeit und Müdigkeit, ...

Bei einer Energiereduzierung unterhalb 1000 kcal ist eine Bedarfsdeckung mit bestimmten Nährstoffen wie Eiweiß, Vitamine, Spurenelemente und Elektrolyte schwierig. Folge dessen ist, bei entsprechenden Indikationen für eine schnelle Gewichtsreduktion, der Einsatz von Formuladiäten zu bevorzugen. [23]

- **Mahlzeitenersatz mit Formulaprodukten** [3]:
  - ✓ Auch für Patienten mit Diabetes mellitus Typ II geeignet
  - ✓ Tägliche Energiezufuhr von ca. 1200-1600 kcal
  - ✓ Ersatz von ein bis zwei Hauptmahlzeiten pro Tag durch Formulaprodukte*
  - ✓ Gewichtssenkung: durchschnittlich 6,5 kg in drei Monaten

* Formulaprodukte werden in der Literatur als industriell vorgefertigte Nahrungssubstrate, die in pulverisierter Form erhältlich sind, beschrieben. Sie können als Riegel, Creme, Suppe oder als Eiweißgetränk (ca. 200 kcal pro Mahlzeit) angeboten werden und die Zusammensetzung ist streng nach EU-Richtlinie festgelegt. [3, 10] Es wird unterschieden zwischen diätetischen Lebensmitteln, die zum Ersatz der ganzen Tagesration, und solchen, die zum Ersatz einzelner und mehrerer Tagesrationen verwendet werden können. Geregelt werden die Zusammensetzung sowie die zusätzliche Kennzeichnung. In einer Tagesration muss der Anteil an biologisch hochwertigen Eiweiß mind. 50 g, der Gehalt an essentiellen Fettsäuren mind. 7 g und der Kohlenhydrate mind. 90 g betragen. [22]

- **Formuladiät** [3]:
  - ✓ Nur bei Personen mit BMI ≥ 30 kg/m^2, die aus medizinischen Gründen kurzfristig Gewicht verlieren sollen
  - ✓ Tägliche Energiezufuhr von ca. 800-1200 kcal durch Konsum von Formulaprodukten (vier Mal täglich [10])
  - ✓ Sehr niedrig kalorische Kostformen (Sonderform der drastisch kalorienreduzierten Kostform)
  - ✓ Mit Bewegungssteigerung kombinieren, Trinkmenge: mind. 2,5 l pro Tag
  - ✓ Gewichtssenkung: durchschnittlich 0,5-2 kg pro Woche
  - ✓ Bis zu zwölf Wochen einsetzbar, spätestens dann: Umstellung auf eine mäßig hypokalorische Mischkost zur Gewichtserhaltung
  - ✓ Erhöhtes Nebenwirkungsrisiko, daher Mitbetreuung durch Spezialisten unumgänglich

- **Nulldiät /totales Fasten:**
  - ✓ Abbau des Organismus von Glykogen-, Triglyzeriden- und Eiweißdepots bei ungenügender oder fehlender Nahrungszufuhr [25]
  - ✓ Goldstandard in den 1950er und 1960er [10]

- ✓ Heute wegen fehlender Langzeiterfolge, hoher medizinischer Risiken (relativ hoher Eiweißverlust, negative Elekrolytbilanz, Ketoanämie, …) und fehlender Umgang mit einer ausgewogenen Mischkost obsolet [3, 6, 10]

Zu berücksichtigen ist, dass der Organismus einen Minimalbedarf an Protein aufweist und beim totalen Fasten kontinuierlich Eiweiß, bevorzugt aus der Muskelmasse, mobilisiert wird. [6]

❖ **Modifiziertes (proteinsparendes) Fasten** [6, 10]:
- ✓ Für Personen mit Adipositas Grad II oder III; Anstelle des totalen Fastens
- ✓ Tägliche Energiezufuhr von ca. 240-500 kcal /d - Einsatz von Formuladiäten
- ✓ Mindestens 33-50 g biologisch hochwertiges Eiweiß, 1-7 g Fett (v. a. essentielle Fettsäuren), 25-45 g Kohlenhydraten; Somit soll dem beträchtlichen Abbau von körpereigenen Proteinen entgegengewirkt werden
- ✓ Durchschnittlicher Gewichtsverlust von 12-13 kg in vier Wochen; die mittlere tägliche Gewichtsreduktion unterscheidet sich bei modifiziertem Fasten nicht von jener bei totalem Fasten
- ✓ Ist mit Komplikationen und Nebenwirkungen verbunden und nur unter ärztlicher Betreuung anzuwenden

❖ **Weitere „Randdiäten"** [3, 10]:
- ✓ Kohlenhydratarme Kostform z. B. Atkins-Diät
- ✓ Kostformen mit niedrigem glykämischen Index z. B. Montignac-Diät
- ✓ Eiweißarme Diäten z. B. Saftfasten, Karoffel-Ei-Diät
- ✓ Eiweißreiche Diäten (Proteinanteil von mind. 25 % der GEM) z. B. Hollywood-Diät

2.2.2 Verschiedene Formeln zur Energiebedarfsberechnung bei Adipösen

Der Energiebedarf setzt sich aus dem Grundumsatz, dem Arbeitsumsatz (Muskelarbeit) und der Thermogenese nach der Nahrungszufuhr zusammen. Als weitere Komponente ist die nötige Energie für die Anpassung an bestimmte Lebensbedingungen, wie etwa emotionaler Stress, Bedarf für Wachstum, Schwangerschaft und Stillzeit zu berücksichtigen. [14, 15] Der durch Schmerz und Emotionen bedingte Energieumsatz ist jedoch nur in Einzelfällen bedeutsam [24]). Die Angabe der zuzuführenden Energie erfolgt in Kilokalorien (kcal) und in Mega-Joule (MJ) (1 MJ = 239 kcal; 1 kcal = 4,184 kj = 0,004184 MJ). [14, 15]

Es existiert eine Vielzahl von Modellen mit denen der individuelle Energiebedarf berechnet werden kann. [16] Relevante Formeln für die Diätologie werden folglich in diesem Kapitel angeführt. Es muss jedoch bei den meisten Ermittlungen des Energiebedarfs berücksichtigt werden, dass sie nur für normalgewichtige, gesunde Menschen geeignet sind. [16] Bei übergewichtigen und adipösen Menschen muss das Soll-Gewicht bzw. das adaptierte Körpergewicht ermittelt und anstelle des tatsächlichen Körpergewichts eingesetzt werden. [14, 18, 19, 20] Nebenbei wird ein Berechnungsbeispiel pro Möglichkeit zur Ermittlung des Körpergewichts und des Energiebedarfs angeführt. *Daten für Berechnungsbeispiel: Frau; 30 Jahre alt; 169 cm Körpergröße; 135,8 kg Körpergewicht; BMI: 47,5 kg /m².*

❖ **Möglichkeiten zur Ermittlung des Körpergewichtes für die Berechnungen bei Adipositas:**

1. Ermittlung des Soll-Gewichtes - Einsatz bei einem BMI von 24-30 kg /m² [18]:
   - ➤ anhand des BMI (Männer: BMI 24 kg /m²; Frauen: BMI 22 kg /m²) [18]
   - ➤ nach BROCA-Index, der jedoch die Nachteile aufweist, dass große Personen als untergewichtig und kleine Personen als übergewichtig eingestuft werden. [18] Aus diesen Gründen wird er in diesem Werk nicht genauer beschrieben.

2. Ermittlung des angepassten /adaptierten Körpergewichtes - BMI von ≥ 30 kg /m² [18]:
   - ➤ laut nachstehender Formel von N. Barak et al. 2002, die im Zuge einer Studie („Ermittlung von Stressfaktoren und Körpergewichts-Anpassungen für die Berechnung des Energieverbrauchs für Patienten im Krankenhaus") entwickelte wurde [19]:

Angepasstes Körpergewicht = Soll-Gewicht + 50 % der Differenz zwischen Ist-Gewicht und Soll-Gewicht

z. B. 99,4 kg = 63 kg (BMI: 22 kg /m²) + [(135,8 - 63) / 2]

   - ➤ nach unten angeführter Formel von R. Dickerson et al. 2002, die R. Meier 2002 in seinem Vortrag über die enterale und parenterale Ernährung bei Adipösen auf der Intensivstation zitierte. [20, 21] Weiters weist R. Meier darauf hin, dass zur Ermittlung des Energiebedarfs anhand der Harris-Benedict-Formel (s. u.) das adaptierte Körpergewicht (adapt. KG) eingesetzt werden soll. Anderenfalls wird beim Gebrauch des Soll-

Gewichts der Ruhe-Energiebedarf[1] unterschätzt bzw. dieser bei der Verwendung des Ist-Gewichts überschätzt. [21]

> Adaptiertes KG = (AKG-IKG*) x 0,25 + IKG
>
> *IKG = Größe im cm – 100
> AKG = Aktuelles Körpergewicht, IKG = Ideales Körpergewicht

z. B. 85, 7 kg = [(135,8 - 69) * 0,25] + 69

3. Ermittlung des korrigierten Körpergewichtes:

Diese Art der Ermittlung des Körpergewichtes kommt bei adipösen Patienten zum Einsatz, die unter starken metabolischen Stress stehen. J. Faintuch verwendet die folgende Formel für die Therapie und Energiebedarfsberechnung adipositaschirurgischer Patienten, die unter einer schweren Malnutrition leiden. [98]

> Korrigiertes Körpergewicht (KG) = Ideales KG + 25 %

z. B. 86, 3 kg = 69 kg + 25 % (-> 17,25 kg)

Für die folgenden Berechnungsbeispiele zur Ermittlung des Energiebedarfs wird das adaptierte KG (85,7 kg) herangezogen.

> **Ermittlung des Grundumsatzes:**

Den größten Teil des Energieverbrauchs (70 %) stellt bei allgemeiner körperlicher Belastung der Grundumsatz (GU) dar. Seine Höhe ist stark von der fettfreien Körpermasse abhängig, die mit dem Alter abnimmt. Der Grundumsatz kann anhand der Kalorimetrie ermittelt oder auch berechnet werden. [14, 15, 24] Dafür stehen mehrere prädikative Formeln zur Verfügung:

1. Einfache Formel zur Ermittlung des GU:

In der Praxis ist der Einsatz von so genannten „Faustregeln" bzw. Schätzformeln, aufgrund ihrer Einfachheit relativ häufig und beliebt. [16, 37] H. Biesalski gibt für die Berechnung des GU folgende Möglichkeit an [16]:

> GU = 24 kcal /kg KG /d
>
> (bzw. 1 kcal/kg KG/Stunde)

---

[1] „Der Ruheenergieumsatz (REE) ist vergleichbar mit dem Grundumsatz, wird aber unter weniger standardisierten Bedingungen gemessen, allerdings ebenfalls immer ohne körperliche Bewegung und nach längerer Nahrungskarenz." Er wird überwiegend gemessen um zu ermitteln, inwieweit sich der Energieumsatz durch eine gegebene Krankheit verändert. Abgesehen davon, unterscheidet er sich nicht signifikant vom Grundumsatz. [24]

Bei Übergewicht muss das Soll-Gewicht bzw. adaptierte Körpergewicht ermittelt und anstelle des tatsächlichen Körpergewichts eingesetzt werden. [14]

z. B. *2057 kcal = 24 kcal * 85,7 kg*

Die Arbeitsgemeinschaft für klinische Ernährung (AKE) zieht hingegen als „Faustregel" nachstehende Art der Berechnung des GU heran [37]:

GU = 20 kcal /kg KG /d
bei Patienten mit einem BMI von < 25 kg /m² und /oder unter 65 Jahre: 25 kcal /kg KG /d

z. B. *1714 kcal =20 kcal * 85,7 kg*

2. Harris-Benedikt-Formel:

Eine Formel in der Geschlecht, Größe, Gewicht und Alter berücksichtigt werden ist die nachstehende Harris-Benedikt-Formel, die sich für die Berechnung des Grundumsatzes durchgesetzt und bewährt hat [17, 24, 37]:

Männlich:
GU [kcal /d] = 66,473 + (13,752 × Körpergewicht [kg]) + (5,003 × Körpergröße [cm]) − (6,755 × Alter [Jahre])

Weiblich:
GU [kcal /d] = 655,096 + (9,653 × Körpergewicht [kg]) + (1,850 × Körpergröße [cm]) − (4,676 × Alter [Jahre])

Bei Übergewicht muss auf das Soll-Gewicht bzw. das adaptierte Körpergewicht geschlossen und dieses anstelle des tatsächlichen Körpergewichts eingesetzt werden. [14]

z. B. *1655 kcal = 655,096 + (9,653 * 85,7 kg) + (1,850 * 169 cm) − (4,676 * 30)*

3. Modifizierte Harris-Benedikt-Formel:

Zur Berechnung des Ruheenergieverbrauchs (= Grundumsatz) bei Adipositas zieht die Deutsche Adipositas-Gesellschaft die modifizierte Harris-Benedikt-Formel von M. J. Müller et al. heran, die 2004 in der ernährungsmedizinischen Fachzeitschrift „The American Journal of Clinical Nutrition" publiziert wurde [3, 13]:

> Liegt der BMI bei > 25 bis < 30 kg /m², errechnet sich der GU wie folgt:
> GU (MJ /d)* = 0,045 x Körpergewicht (kg) + 1,006 x Geschlecht − 0,015 x Alter (J) + 3,407
> Liegt der BMI bei ≥ 30 errechnet sich der GU wie folgt:
> GU (MJ /d)* = 0,05 x Körpergewicht (kg) + 1,103 x Geschlecht − 0,016 x Alter (J) + 2,924
>
> Geschlecht: weiblich = 0; männlich = 1
> *Umrechnung von MJ auf kcal mit dem Faktor 239 multiplizieren

z. B. 9,234 MJ bzw. 2207 kcal = (0,05 * 135,8 kg) + (1,103 * 0) − (0,016 * 30) + 2,924

> **Ermittlung der körperlichen Aktivität:**

Ein beträchtlicher Teil des Energieumsatzes entsteht durch den Energiebedarf für körperliche Aktivität. [16]

1. Schätzformel zur Ermittlung der körperlichen Aktivität:

Um die Gesamtenergiemenge (GEM) berechnen zu können, wird bei leichter körperlicher Belastung der GU von 24 kcal /kg adapt. KG /d um ca. 1/3 erhöht, bei mittlerer körperlicher Tätigkeit um ca. 2/3. Verdoppelt wird der Wert bei intensiver Belastung. [16]

z. B. 2742 kcal (GEM) = 2056,8 kcal + 1/3 (-> 685,6 kcal)

2. Physical activity level:

Der Energiebedarf wird, in Abhängigkeit von der körperlichen Arbeit und von anderen Leistungen wie z. B. Freizeitverhalten, in Mehrfachen des Grundumsatzes angegeben. Somit wurden von der WHO, für die Ermittlung des Energiebedarfs, Werte ermittelt. Diese werden als körperliche Aktivität (= physical activity level; PAL) bezeichnet. [14, 15]

Angesichts des häufigen Übergewichts und der allgemein geringeren körperlichen Aktivität ist im Einzelnen ein niedriger PAL-Wert (1,4) als Richtwert der Energiezufuhr zu bevorzugen. [14]

z. B. 2317 kcal (GEM) = 1655 kcal (GU¹) * 1,4 PAL

---

[1] *GU = berechnet mit Einsatz vom adapt. KG in Harris-Benedikt-Formel*

> **Ermittlung der Thermogenese:**

Die eintretende Thermogenese[2] nach der Nahrungsaufnahme ist von quantitativ geringerer Bedeutung und kann unter normalen Umständen vernachlässigt werden. [14, 24]

Es wird jedoch darauf hingewiesen, dass es beim Gegenüberstellen der Werte von Personen mit Normalgewicht und Übergewicht, bei Übergewichten sowohl zu einem niedrigeren Ruhe-Nüchtern-Umsatz bzw. GU als auch einer geringeren Thermogenese nach dem Konsum einer Testmahlzeit kam. [6, 62]

> **Ermittlung des Gesamtenergieumsatzes:**

Zusammengefasst setzt sich der gesamte Energieumsatz aus zwei Variablen zusammen, dem Grundumsatz und der physikalischen Aktivität. [24]

1. Schätzformel zur Ermittlung des Gesamtenergiebedarfs:

In der Praxis wird zur Gesamtenergiebedarfsberechnung v. a. eine so genannte Schätzformel verwendet [6]:

→ Bei Bettruhe .... 20-25 kcal /kg KG /d
→ Bei leichter körperlicher Tätigkeit .... 32 kcal /kg KG /d
→ Bei mittelschwerer körperlicher Tätigkeit .... 37 kcal /kg KG /d
→ Bei schwerer körperlicher Tätigkeit .... 40-50 kcal /kg KG /d

Das Soll-Gewicht bzw. das adaptierte Körpergewicht muss, bei übergewichtigen Patienten, anstelle des tatsächlichen Körpergewichts eingesetzt werden. [14]

*z. B. 2742 kcal (GEM) = 32 kcal * 85,7 kg*

2. Richtwerte für die durchschnittliche Gesamtenergiezufuhr:

Vereinfacht man die Berechnung des GU und bringt sie mit dem PAL-Wert zusammen, so entstehen praktikable Tabellen. [16] Als Beispiel wird eine dieser Tabellen als Tabelle 4 hier angeführt.

---

[2] Beim Verzehr von Nahrungsmitteln wird ein Teil der aufgenommenen Energie für den Transport und die Speicherung der resorbierten Nährstoffe benötigt. Somit ergibt sich eine gesteigerte Wärmeproduktion, die als nahrungsbedingte Thermogenese bezeichnet wird. [14, 24]

Tab. 4: Richtwerte für die durchschnittliche Energiezufuhr [14]:

add. Tabelle 5: Die Angabe erfolgt in kcal bei Personen mit einem BMI bei Normalgewicht und mit entsprechender körperlicher Aktivität in kcal /kg Körpergewicht[1]. Bei Übergewicht muss das Soll-Gewicht bzw. adaptierte Körpergewicht ermittelt und anstelle des tatsächlichen Körpergewichts eingesetzt werden. [14] Da das Augenmerk in diesem Bucht hauptsächlich auf Erwachsene gelegt wird, finden sich in der folgenden Tabelle die Referenzwerte für die Altersklasse von 15 – 65 Jahren.

Alter	Kcal /Tag		Werte für mittlere körperliche Aktivität Kcal /kg		Werte für geringe/starke körperliche Aktivität Kcal /kg	
	m	w	m	w	m	w
15 bis < 19 Jahre	3100	2500	46	43	39/60	36/55
19 bis < 25 Jahre	3000	2400	41	40	35/54	33/51
25 bis < 51 Jahre	2900	2300	39	39	34/52	33/50
51 bis < 65 Jahre	2500	2000	35	35	32/48	32/48
65 Jahre und älter	2300	1800	34	33	30/46	30/46

Bei Adipositas muss auf das Soll-Gewicht bzw. das adaptierte Körpergewicht geschlossen und dieses anstelle des tatsächlichen Körpergewichts eingesetzt werden. [14]

*z. B. 2828 kcal (GEM) = 33 kcal * 85,7 kg*

> **Besonderheiten bei adipositaschirurgischen Patienten:**

In der Literatur wird beschrieben, dass es aufgrund des Postaggressionsstoffwechsels bei chirurgischen Patienten postoperativ zu einer Änderung des Energieumsatzes kommt. [24, 37] Untersuchungen von Kinney (1960) ergaben, dass die meisten elektiv operierten Patienten einen Ruheenergieumsatz hatten, der nicht mehr als ± 10 % vom normalen GU abwich. In diesen Untersuchungen wurde gleichzeitig auch belegt, dass das zweite wesentliche pathophysiologische Charakteristikum des Postaggressionsstoffwechsels, der Verlust von Stickstoff infolge der zunehmenden Proteinkatabolie ist und dieser quantitativ mit der Steigerung des Energieumsatzes korreliert. Je hochgradiger der Hypermetabolismus der Patienten war, umso gravierender war der Muskelmasseabbau und desto negativer die Stickstoffbilanz. [24]

---

[1] PAL-Werte: 1,75 für 15- bis unter 25jährige; 1,70 für 25- bis unter 51jährige und 1,60 für 51- bis 65jährige und ältere Personen. Für geringe/starke körperliche Aktivitäten wird 1,45 bzw. 2,2 herangezogen.

Da eine Abweichung von ± 10 % vom normalen GU keinen wesentlichen Einfluss auf die Gesamtenergiemenge ausübt, wird von der AKE der GU, für unmittelbar postoperative Patienten, mit einem „Stress-Faktor" von 1,0 multipliziert. [37]

GU für postoperative Patienten = GU x 1,0 „Stress-Faktor"

Somit ergibt sich keine Änderung in der Berechnung des Ruhe-Energie-Umsatzes, allerdings müssen die oben beschriebenen Auswirkungen des Hypermetabolismus auf die Stickstoffbilanz beachtet werden.

Wie am postoperativen Kostaufbau zu sehen ist (Kapitel 4.1.), wird die benötigte Energiezufuhr nach bariatrischen Operationen jedoch nicht erreicht. Im Kapitel 2.3.8. ist anschließend nachzulesen, dass auch die Energiezufuhr gravierend die Stickstoffbilanz beeinflusst. Infolgedessen kann zusammenfassend gesagt werden, dass der adipositaschirurgische Eingriff und der darauf folgende Postaggressionsstoffwechsel, sowie die niedrige postoperative Energiezufuhr, negative Einflüsse auf die Muskelmasse und Stickstoffbilanz haben.

Aus den oben genannten Ausführungen ist zu erkennen, dass die Proteinzufuhr eine zentrale Rolle in der Ernährungstherapie bei Adipositas einnimmt. Auf die wichtigsten Informationen über diesen Makronährstoff wird im folgenden Kapitel näher eingegangen.

2.3 Eiweiß – ein wichtiger Makronährstoff in der Ernährungstherapie bei Adipositas

2.3.1 Allgemeine Informationen über Proteine

Die Proteine stellen die einzige, vom Menschen verwertbare Stickstoffquelle dar und versorgen den Organismus mit Aminosäuren. [26, 27] Erwachsene Menschen haben einen Bedarf an neun essentiellen Aminosäuren (Histidin, Isoleucin, Leucin, Lysin, Methionin, Phenylalanin, Threonin, Tryptophan und Valin) die mit der Ernährung aufgenommen werden müssen. Jedoch muss neben der Versorgung mit essentiellen Aminosäuren auch eine ausreichende Gesamtproteinzufuhr erfolgen, damit ein adäquates Wachstum gewährleistet und das Körperproteingleichgewicht (Stickstoffbilanz) aufrechterhalten werden kann. [27]

Chemisch gesehen bestehen Peptidbindungen aus einem aminoterminalen und aus einem carboxyterminalen Ende. [26]

Funktionen der endogen synthetisierten Proteine [26, 28, 32]:
- → Strukturproteine (Mechanische Stabilität von Geweben und Organen, v. a. Collagen)
- → Transport von Substanzen (in der Zelle, durch die Zellmembrane und im Plasma)
- → Abwehr- und Schutzmechanismen (Immunsystem in Form von z. B. Immunglobulinen und Blutgerinnungssysten z. B. durch Fibrinogen)
- → Steuerung und Regulierung (von Hormonen sowie deren zellulären Rezeptoren)
- → Enzyme (Biokatalysatoren für andere metabolische Vorgänge)
- → Beeinflussung des Säure-Basen-Haushalts (Puffer)
- → Aufrechterhaltung der physiologischen Osmolarität im Inravasalraum
- → Energiegewinnung mit physiologischem Brennwert von 4 kcal/g (soll nur in geringem Umfang stattfinden)

2.3.2 Verdauung und Resorption

Durch das Enzym Pepsin im Magen beginnt die Verdauung der Proteine. Erst durch den sauren pH-Wert der Magensäure wird diese Endopeptidase (Spaltung innerhalb des Moleküls) aus ihrer Vorstufe, dem Pepsinogen, aktiviert. Durch die Säure kommt es auch zur Denaturierung von Proteinen (dies bewirkt ansonsten nur die Erhitzung der Nahrung), wodurch der katalytische Angriff der Enzyme erleichtert wird. Die Magenaktivität führt zur Spaltung der Proteine in größere Bruchstücke (Poly- und Oligopeptide). [26, 31, 74] Bei Eingriffen in die Anatomie bzw. Physiologie des Magens wie z. B. Magenresektion oder pharmakologischer Blockade der Säureproduktion kann die Verdauung teilweise auch von nachfolgenden Pankreasenzymen übernommen werden. [26]

Durch den steigenden pH-Wert im Duodenum werden die Pepsine rasch inaktiviert. Das Pankreas produziert Endo- und Carboxypeptidasen (Spaltung vom Carboxylende), die die langkettigen Peptide im Dünndarm in kürzere Bruchstücke sowie in einzelne AS spalten. [26, 32] Der letzte Schritt der Verdauung erfolgt an der Bürstensaummembran durch Amino- (Spaltung vom Aminoende) und Dipeptidasen, wodurch freie Aminosäuren, Di- und Tripeptide resorbiert werden können. [26, 31] Die Bürstensaummembran der Dünndarmmukosa enthält unterschiedliche Transportsysteme für die verschiedenen Aminosäuren, sprich einzelne Aminosäuren werden an unterschiedlichen Orten im Dünndarm resorbiert. [114, 115] J. Edler beschreibt in einem Artikel, dass die Energieträger Eiweiß, Fett und Kohlenhydrate normalerweise innerhalb der ersten 150 cm des Darms absorbiert werden, so dass nur wenige Makronährstoffe zum Ileum gelangen. [113] C. P. Bernert berichtet, dass 50 % der Protein-Resorption im Duodenum und die restliche in tieferen Verdauungsabschnitten stattfindet. [77] In Tabelle 5 ist eine weiter Angabe bezüglich des Transportes von Aminosäuren im Dünndarm ersichtlich.

Tab. 5: Absorption von Eiweiß im Dünndarm [115]

	Ort und Relative Rate der Resorption		
	Duodenum	**Jejunum**	**Ileum**
Aminosäuren	++	+++	++

Insofern ist der genaue Ort bzw. wo wie viele und welche Aminosäuren im Dünndarm resorbiert werden nicht bekannt, jedoch weist die oben angeführte Literatur darauf hin, dass der Großteil der Proteinabsorption im Duodenum und Jejunum stattfindet.

Faktoren, die die Proteinverdaulichkeit beeinflussen können [26, 32, 108]:

→ Gesundheit: Zottenatrophie vermindert die Absorptionskapazität, Magenresektion, Kurzdarmsyndrom

→ Haltbarmachung von Lebensmitteln: z. B. Milchsterilisation, Gemüsetrocknung, Maillard-Reaktion[1]: reduziert die Menge an verfügbarem Lysin

→ Zubereitung von Lebensmitteln: v. a. Wärmebehandlung; schonende Hitzedenaturierung z. B. Toasten, verbessert die Proteinverdaulichkeit. Im Gegensatz zu Hitzeschädigungen wie z. B. in Fett herausbacken, sie verschlechtern. Es ist auch bekannt, dass die Proteine von gekochten Eiern, aufgrund der Hitzedenaturierung, besser bioverfügbar sind, als jene rohen Eier.

→ Höhe der Proteinzufuhr: oberhalb eines bestimmten Limits erhöht sich nur noch die scheinbare Stickstoffverdaulichkeit

---

[1] „Maillard-Reaktion = nicht-enzymatische Bräunungsreaktion" [32]

2.3.3 Metabolismus

Die Verdauung und Resorption von Proteinen ist sehr effektiv – ca. 95 % werden aufgenommen und nur ca. 10 g pro Tag gehen via Faeces verloren. Die aufgenommenen Aminosäuren gelangen mit dem Portalvenenblut in die Leber und werden dort zu rund 75 % verstoffwechselt. Die restlichen 25 % treten in die systemische Zirkulation ein und erreichen somit die anderen Körpergewebe. [30]

Im Körper erfolgt ein ständiger Auf- und Abbau von Proteinen. Im steady state[1] des gesunden Organismus ist die Synthese- und Katabolismusrate ausgeglichen. Im Plasma ist nur ein geringer Anteil an freien As zu finden, im Gegensatz zur Skelettmuskulatur, in der 70-80 % der freien Aminosäuren lokalisiert sind. [26, 31]

2.3.4 Proteinbewertung

Exogen zugeführte Proteine haben immer eine geringere Qualität, da das Muster der essenziellen Aminosäuren des menschlichen Proteinbedarfs nicht dem der Nahrungsproteine entspricht. Der Organismus synthetisiert immer nur so viel Protein neu, wie es die Konzentration der das größte Defizit aufweisenden Aminosäuren zulässt. Die Bezeichnung für diese synthesebegrenzten Aminosäuren ist: limitierte Aminosäure. [26, 31]

Durch die Unterschiede im Aminosäuremuster von Nahrungseiweiß ergibt sich eine unterschiedliche biologische Wertigkeit. Desto mehr die Aminosäurenzusammensetzung von Nahrungsprotein mit der von Körperprotein übereinstimmt, umso mehr Körpereiweiß kann der Organismus aus Nahrungseiweiß aufbauen. [28, 32] Somit sagt die Biologische Wertigkeit aus, wie viel g Körpereiweiß durch 100 g absorbiertes Nahrungseiweiß aufgebaut werden können. [32] Pflanzliches Eiweiß besitzt meist eine geringere biologische Wertigkeit als tierisches Eiweiß. Bei üblicher Mischkost kommt dem Aspekt der biologischen Wertigkeit von Nahrungseiweiß eine untergeordnete Bedeutung zu und wird erst bei geringerer Proteinaufnahme relevant. Durch geeignete Kombinationen aus tierischen und pflanzlichen Proteinquellen lassen sich Aminosäuremuster „ergänzen" und Proteingemische von hoher biologischer Wertigkeit herstellen (z. B. Kartoffeln mit Vollei oder Milchprodukten, Brot (Weizen) mit Milchprodukten,…). [28, 32]

---

[1] „steady state = Fließgleichgewicht bzw. Gleichgewichtszustand eines offenen Systems" [109]

2.3.5 Empfehlungen für den Proteinbedarf

Wie in Tabelle 6 ersichtlich ist, wurden im Laufe der Zeit unterschiedliche Empfehlungen für die Proteinzufuhr von verschiedenen Referenzen ermittelt.

Tab. 6: Empfehlungen der Proteinzufuhr bei gesunden Erwachsenen, in verschiedenen Zeiträumen [28]:

Referenz	Proteinzufuhr (g /kg KG /d)
FAO[1]/WHO[2] (1965)	0,45
NRC[3] (1989)	0,75
DGE[4] (1996)	0,8

Heute ist bekannt, dass bei einer sieben- bis zehntägigen proteinfreien Diät der tägliche Proteinverlust bei einem gesunden, 70 kg schweren, erwachsenen Menschen 0,34 g Protein pro kg Körpergewicht und Tag (24 g /d) beträgt. Zur Erfassung von 97,5 % aller Menschen der ermittelten Altersgruppe (Anmerkung der Autorin: welche Altersgruppe ist leider nicht bekannt) muss zu diesem Wert 2-mal die Standardabweichung addiert werden. Somit ergibt sich der minimale Proteinbedarf von 0,45 g /kg KG /d. Jedoch nur bei einer 100%igen Absorption ist diese Proteinzufuhr ausreichend. Da dies in der Praxis nur unter standardisierten diätetischen Bedingungen umsetzbar ist, wurden für die Bevölkerung Sicherheitszuschläge eingeführt. [26, 31] Der Sicherheitszuschlag berücksichtigt u. a. Unterschiede in der biologischen Wertigkeit von Nahrungsprotein, in den Verdauungs- und Resorptionseigenschaften sowie Unterschiede in der körperlichen Aktivität (da körperliche Aktivität zu einem gesteigerten Aminosäurenmetabolismus führt). [28] Heute gilt in vielen Ländern für gesunde Erwachsene eine empfohlene Zufuhr von 0,8 g /kg KG /d. [26]

In der Literatur sind auch andere Empfehlungen mit den gleichen Ergebnissen zu finden, die da lauten, dass der durchschnittliche Bedarf des Erwachsenen an Protein hoher Qualität (Fleisch, Fisch, Milch, Ei – bei einer wahren Verdaulichkeit von 95 %) mit 0,6 g /kg KG /d experimentell ermittelt wurde. Dieser Wert erhöht sich nach Einbeziehung der individuellen Schwankungen auf 0,75 g Protein/kg KG/d. In der gemischten Kost muss jedoch häufig eine

---

[1] FAO: Food and Agriculture Organization of the United Nations
[2] WHO: World Health Organization
[3] NRC: *Nutrition* Resource Centre
[4] DGE: Deutsche Gesellschaft für Ernährung

verminderte Verdaulichkeit berücksichtigt werden und somit ergibt sich die Empfehlung, 0,8 g Protein /kg KG /d zu konsumieren. Dies erfüllt, in einer ausgewogenen Mischkost, einen durchschnittlichen Anteil von 8-10% der Gesamtenergiemenge bei Erwachsenen. [27]

Eine weiterer Richtwert für die prozentuelle Zufuhr von Eiweiß ist bei gesunden Erwachsenen 12-13 % der Energiemenge [17, 30].

Erwachsene sind bei einer lacto- und ovolactovegetabilen Kost, wenn dabei die empfohlene Proteinmenge und eine angemessenen Deckung des Energiebedarfs erfolgt, ausreichend mit essentiellen Aminosäuren versorgt. Bei Einhaltung einer streng veganen Kost gestaltet sich dies als schwierig. [27]

Der tatsächliche Eiweißverzehr liegt beim gesunden Erwachsenen durchschnittlich mit > 1 g /kg KG /d über den Empfehlungen. [28] Nach heutigem Wissensstand gibt es keinen direkten experimentellen Nachweiß für eine schädigende Wirkung einer erhöhten Proteinzufuhr. Allerdings ist eine Eiweißaufnahme über die empfohlene Menge hinaus auch nicht mit positiven physiologischen Effekten korreliert. [26, 27]. Es kommt mit steigender Proteinzufuhr zu einer erhöhten Menge an ausscheidungspflichtigen Endmetaboliten des Proteinstoffwechsels und dadurch zu einer erhöhten glomerulären Filtrationsrate in den Nieren. Auch negative Auswirkungen auf die Calcium-Bilanz und somit die Knochengesundheit, Gefahr einer mäßigen metabolischen Azidose und verminderte Insulinsensitivität werden in der Literatur angeführt. Bei einer Proteinzufuhr von über 2 g /kg KG /d kann es zu verminderten Plasmakonzentrationen bestimmter Aminosäuren kommen, wie sie sonst nur unter katabolen Stressbedingungen erscheinen. Somit ist die obere Eiweißzufuhr, bei der keine unerwünschten Nebenwirkungen zu erwarten sind, bei Erwachsenen mit 2,0 g Protein /kg Kg /d anzusetzen. [27]

2.3.6 Verschiedene Proteinbedarfsberechnungsmöglichkeiten bei Adipositas

Die unterschiedlichen Berechnungsmöglichkeiten wurden von der Autorin durch die oben angeführten verschiedenen Strategien der Ernährungstherapie und verschieden Formeln zur Energiebedarfsberechnung sowie aus den Empfehlungen für den Proteinbedarf abgeleitet. Außerdem wird der maximale Zeitraum der (verminderten) Proteinaufnahme angegeben.

- **0,8 g Eiweiß /kg KG /d,** berechnet mit dem Ist-Gewicht, dem Soll-Gewicht, dem adaptierten oder dem korrigierten Körpergewicht;
  - ⊙ Zeitraum: lebenslang bzw. bis Therapieende
- **12-13 % der Gesamtenergiemenge**, berechnet mit den verschiedenen Formeln zur Energiebedarfsberechnung bei Adipösen oder mit der erlaubten Gesamtenergieaufnahme einer Ernährungstherapie bei Adipositas ;
  - ⊙ Zeitraum: lebenslang bzw. bis Therapieende
- **15–20 % der Gesamtenergiemenge** (lt. mäßig energiereduzierte Mischkost), berechnet mit den verschiedenen Formeln zur Energiebedarfsberechnung bei Adipösen oder mit einer Energiebedarfsberechnung für gesunde Erwachsene minus 500-800 kcal /d
  - ⊙ Zeitraum: lebenslang bzw. bis Therapieende
- **Mindestens 50 g Protein/d** (lt. drastisch kalorienreduzierte Ernährung) bei einer Energiezufuhr von 450-800 kcal /d
  - ➔ 50 g Protein x 4 kcal/g = 200 kcal = 25-44 % der Gesamtenergiemenge
  - ⊙ Zeitraum: begrenzte Periode von vier bis maximal sechs Wochen
- **Mindestens 33-50 g biologisch hochwertiges Protein** (lt. modifizierten /proteinsparenden Fasten) und zusätzlicher Einsatz von Formuladiäten, bei einer Gesamtenergiezufuhr von 240-500 kcal/d
  - ➔ 30-55 g Protein x 4 kcal /g = 120 kcal-220 kcal
    = 50-92% bzw. 24-44 % der Gesamtenergiemenge
  - ⊙ Zeitraum: begrenzt - ist mit Komplikationen und Nebenwirkungen verbunden und nur unter ärztlicher Betreuung anzuwenden

2.3.7 Proteinmangel

Unter Eiweißmangel (engl. „Protein deficiency") versteht man eine Verringerung des Körpereiweißbestandes. [34] Bei einer zu geringen Eiweißzufuhr kommt es zum Abbau von körpereigenem Protein. Damit muss ungefähr ab einer Proteinzufuhr von 0,4 – 0,6 g /kg KG /d gerechnet werden. [28] Pflanzliche Nahrungsmittel als Haupteiweißlieferanten (geringere biologische Wertigkeit) und die mangelhafte Versorgung mit Nahrungsenergie sind weitere Risikofaktoren. [32]. Letztlich werden sämtliche Funktionen, die durch Proteine geregelt werden, gestört. Bei Verminderung des Serumalbumins kommt es beispielsweise zum Absinken des intravasalem onkotischen Druck und somit zur Bildung von Ödemen. [28] Weiters kann es durch Störungen der Proteinsynthese zu Muskelschwäche, Muskelatrophie, Anguläre Fissuren, Anomalien der Haut und Schleimhaut, wunden Lippen, Stomatits, Immunschwäche, Wundheilungsstörungen, Alopezie (Haarausfall), Anämie, Apathie, Fertilitätsstörungen (Unfruchtbarkeit), Gewichtsabnahme und Hypoproteinämie kommen. [32, 34, 77]

Bis heute existiert keine allgemein gültige Nomenklatur zur Charakterisierung der Verschlechterung des Ernährungszustandes bzw. der Änderung der Körperzusammensetzung. [29] Häufig wird der Begriff Protein-Energie-Malnutrition (engl. „protein-energy-malnutrition") verwendet und beschreibt die Tatsache, dass es bei fortschreitender Fehlernährung nicht nur zu einem Verlust der Fettmasse, sondern auch zu einem Verlust an fettfreier, Muskel- oder Körperzellmasse bzw. Mangel an viszeralem Protein kommt. Dafür werden verschiedene Parameterkombinationen herangezogen, die jedoch zum Teil sehr unterschiedlich sind, so dass keine einheitliche Definition existiert. [34]

Definiert wird die schwerste Form von Protein-Energie-Mangelernährung beim Erwachsenen als Marasmus. Sie wird im ausgeprägten Hungerzustand hervorgerufen und entsteht durch Nahrungsmangel oder erschwerte Nahrungsaufnahme. Bei dieser Erkrankung kommt es zu erheblichem Gewichtverlust, Lethargie, Schwäche, Haarausfall sowie trockener, glanzloser Haut und sie führt langfristig zum Versagen aller Körperfunktionen. [32]

Kwashiorkor gilt als weitere Begriffsbestimmung für einen schweren Proteinmangel. Diese Definition wird jedoch v. a. bei Kindern in 3. Weltländern und schwerkranken Patienten (z. B. Krebserkrankten) diagnostiziert. [29, 34]

Wie bereits in Kapitel 2.2.2. „Besonderheiten bei adipositaschirurgischen Patienten" kommt es nach diesen Eingriffen zum Postaggressionsstoffwechsel. Obwohl adipöse Menschen ein übermäßiges Körperfettdepot und ein großes Depot an schlanker Körpermasse aufweisen, tendieren sie bei metabolischen Stress leicht dazu, eine Protein-Energie-Malnutrition zu entwickeln. Begünstigt wird dieses Phänomen, wenn die Patienten vor dem Ereignis einen schlechten Ernährungsstatus aufweisen. Somit mobilisieren traumatisierte, übergewichtige Patienten, im Vergleich zu normalgewichtigen Patienten, mehr Proteine und weniger Fett. [33]

2.3.8 Diagnostik der Proteinmalnutrition

Anhand der Informationen aus dem vorherigen Kapitel ist zu erkennen, dass ein Mangel an Proteinen ernste gesundheitliche Konsequenzen mit sich zieht. Mit einem globalen Marker des Ernährungsstatus, wie dem BMI, lässt sich eine Mangel- bzw. Fehlernährung nicht ausschließen. [34] Folglich wird in diesem Kapitel, auf die unterschiedlichen Diagnostiken der Proteinmalnutrition eingegangen.

1. Anamnese und klinische Untersuchungen:
Primäre Zielgröße für die Erfassung eines Eiweißmangels ist die Symptomatik des Patienten. Nährstoffdefizite zeigen sich bei ausgeprägtem Mangel in Form von charakteristischen klinischen Symptomen, wie beispielsweise Ödemen, Alopezie, Wundheilungsstörungen, …. Diese können durch eine genaue Anamnese (Gewicht, Ernährung, ernährungsrelevante Beschwerden und Aversionen, aktuelle Krankheiten, Lebensweise, …) und die klinische Untersuchung unter besonderer Berücksichtigung von Mund, Augen, Haut und des neurologischen Status erfasst werden. [34, 39] In früheren Mangelstadien sind die Krankheitszeichen hingegen relativ unspezifisch und häufig treten mehrere Nährstoffdefizite kombiniert auf. Aus diesem Grund können die Symptome nicht immer eindeutig einem Nährstoffdefizit zugeordnet werden. [34]

2. Klinisch-chemische Untersuchungen des Körperbestandes an viszeralem Protein:
Durch den Einsatz von klinisch-chemischen Untersuchungen kann der Verdacht auf ein bestimmtes Nährstoffdefizit sichergestellt werden. Dabei ist jedoch zu bedenken, dass es beim Proteinmangel zum Verbrauch von körpereigenem Eiweiß kommt wobei die Plasmaproteinkonzentration zunächst zulasten der Muskulatur aufrechterhalten wird. [34]

Die viszerale Proteinsynthese lässt sich mithilfe der Plasmakonzentration verschiedener Proteine abschätzen. Die zwei Hauptgruppen der Plasmaproteine sind das Albumin und die Globuline. Die **Gesamteiweiß- und Albuminkonzentrationen** im Serum sind jedoch zur Ermittlung der Proteinbedarfsdeckung wenig geeignete Parameter. Aufgrund ihrer langen Halbwertszeit (Albumin hat eine Halbwertszeit von 20 Tagen) reagieren sie erst spät auf einen Eiweißmangel. Eine Konzentrationsverminderung kommt folglich erst dann zustande, wenn ein Proteindefizit bereits über längere Zeit besteht. Aus diesen Gründen werden als Indikatoren für die Ermittlung eines Eiweißmangels weitere Serumproteine verwendet. [34, 35, 38]

Zur Diagnostik einer latenten Unterernährung eignen sich daher Plasmaproteine mit hoher Abbaurate wie z. B. Präalbumin bzw. retinolbindendes Protein (27 bzw. 120 % Abbau pro Tag). [26] **Präalbumin und retinolbindendes Globulin** reagieren durch ihre kurze Halbwertszeit rapide auf Proteinrestriktionen und steigen bei ausreichender Eiweißzufuhr schnell wieder an. Sie sind somit zur Kontrolle von Ernährungsmaßnahmen und zur frühzeitigen Indikationen von Mangelzuständen gut geeignet, da sie die akute Situation widerspiegeln. [34, 38, 104]

Auch **Transferrin** kann als Indikator herangezogen werden. Es besitzt eine relativ kurze Halbwertszeit von 8-10 Tagen. Werte unter ca. 2 g /l sind Hinweis für einen Proteinmangel. Transferrin ist aber durch seine Funktion als Eisentransportprotein und die Abhängigkeit vom Eisenstoffwechsel zur alleinigen Beurteilung des Proteinstatus ungeeignet. Aus diesen Gründen sind niedrige Transferrinwerte nicht eindeutig einem Proteinmangel zuzuordnen. [34] Nur in Kombination mit einer verminderten Präalbuminkonzentration kann Rückschluss auf eine Eiweißmangelernährung gezogen werden. [36]

Folgende Tabelle zeigt eine Zusammenfassung über die Beurteilung des Körperbestandes an viszeralem Protein anhand der Konzentration von Serumproteinen mit unterschiedlicher Halbwertszeit ersichtlich.

Tab. 7: Beurteilung des Körperbestandes an viszeralem Protein bezüglich der Konzentration von Serumproteinen mit unterschiedlicher Halbwertszeit [39]:

Serumprotein	Bestand an viszeralem Protein			Ungefähre Halbwertszeit
	Adäquat	Mäßiges Defizit	Schweres Defizit	
Albumin	35-45 g/l	< 35 ≥ 28 g/l	< 28 g/l	20 d
Präalbumin	150-300 mg/l	< 150 ≥100 mg/l	< 100 mg/l	20 h
retinolbindendes Protein	20-50 mg/l	< 20 mg/l	Nicht definiert	10 h
Transferrin	2,5-3,0 g/l	< 2,5 ≥ 1,5 g/l	< 1,5 g/l	10 d

P. Schauder und G. Ollenschläger geben wiederum an, dass eine erniedrigte Zahl **peripherer Lymphozyten** mit Werten < 1500/mm^3 auf einen Mangel an Gesamtkörperprotein hinweist. Grund für erniedrigte Werte sind Mangelzustände durch von z. B. Eiweiß und /oder Zink Dabei darf jedoch nicht außer Acht gelassen werden, dass zahlreiche ernährungsunabhängige

Ursachen, wie beispielsweise virale Infekte, ebenfalls zu einem Abfall der zirkulierenden Lymphozyten führen können. [39]

S. Agha-Mohammadi und B. Chir beschreiben in ihrer Übersichtsarbeit, dass für die Ermittlungen eines Proteinmangels bei RNYGB alle Parameter, demnach Gesamtprotein, Albumin, Prealbumin, Transferrin und die Lymphozytenzahl, ermittelt werden müssen. [103]

3. Kreatininindex:

Eine grobe Abschätzung der Eiweißkatabolie kann mit diesem leicht bestimmbaren Parameter erfolgen. [38] Kreatinin ist das Abbauprodukt von Kreatininphosphat, das u. a. zur Energieversorgung der Muskulatur beiträgt. Beinahe 98 % des im Körper enthaltenen Kreatinin ist in der Muskulatur lokalisiert und wird nach Abbauprozessen hauptsächlich renal ausgeschieden. Daher eignet sich die Kreatininausscheidung im Harn als Maß für die Skelettmuskelmasse. [39]

Durch den Kreatininindex kann der prozentuelle Anteil der aktuellen renalen Ausscheidung von Kreatinin in Bezug zur optimalen Kreatininausscheidung ermittelt werden. Die optimale Kreatininausscheidung (mg /24 h) * wird berechnet, indem das optimale Körpergewicht bei Frauen mit 17 und bei Männern mit 22 multipliziert wird. [38]

(Anmerkung der Autorin: bei adipösen Patienten muss, lt. Kapitel 2.2.2., das Soll-Gewicht bzw. adäquates /adaptiertes Körpergewicht eingesetzt werden)

Folgende Formel wird für die Ermittlung des Kreatininindex herangezogen [38, 39]:

$$\text{Kreatininindex (\%)} = \frac{\text{gemessene Kreatinin-Ausscheidung /24 h}}{\text{optimale Kreatinin-Ausscheidung / 24 h*}} \times 100$$

Interpretation für den Kreatinin-Größen-Index in Prozent [39]:
- ✓ 100-80 % adäquate Skelettmuskelmasse
- ✓ < 80-60 % mäßiges Defizit
- ✓ < 69 % ausgeprägtes Defizit

Ein Hindernis für die routinemäßige Bestimmung des Kreatininindex ist, dass in der klinischen Routine eine 24-h Harn Sammlung oft nicht ordnungsgemäß durchgeführt wird. [29]

4. 3-Methylhistidinausscheidung:

Die Umsatzrate des Muskelgewebes korreliert mit der ausgeschiedenen Menge an 3-Methylhistidin über dem Urin. Im Zustand der Eiweißkatabolie erfolgt eine vermehrte Einschmelzung von Strukturproteinen und die Ausscheidung dieser Substanz ist erhöht. [38]

5. Harnstoffproduktionsrate:

Anhand der pro 24 Stunden mit dem Urin ausgeschiedenen Harnstoffmenge kann das Ausmaß der Proteinverwertung im Organismus eingeschätzt werden. Ursache dafür ist, das es in der Eiweißkatabolie zu einer vermehrten Harnstoffbildung kommt. [38]

6. Immunkompetenz:

Durch den Eiweißkatabolismus wird die zelluläre Immunkompetenz verschlechtert. Das Ausmaß dieser Beeinträchtigung kann durch intrakutane Injektion von Antigenen überprüft werden. [38] M.J. Müller gibt an, dass auch Immunglobuline wie IgA, IgG und IgM zur Diagnostik von Eiweißmangelernährung herangezogen werden können, da deren Bestimmung die Syntheseleistung der Plasmazellen erfasst. [36]

7. Untersuchungen zur Stickstoffbilanz:

Eine weitere diagnostische Möglichkeit zur Ermittlung der Eiweißversorgung bzw. des Eiweißbedarfs ist die Stickstoffbilanz. Diese ist ausgeglichen, wenn die mit der Nahrung zugeführte Stickstoffmenge mit der über Faeces, Urin und Haut ausgeschiedenen Menge übereinstimmt. Auch durch Schweiß, Haare, Menstruation und Samenflüssigkeit treten geringe Stickstoffverluste auf. [26] In der Regel wird die Gesamtstickstoffausscheidung hauptsächlich im 24-h-Urin gemessen. [36]

Die Energiezufuhr beeinflusst gravierend die Stickstoffbilanz. Bei reduziertem Energieangebot steht nicht mehr genügend Energie für den Metabolismus von Proteinen zur Verfügung. Wenn jedoch das Proteinangebot nicht ausreichend ist, beispielsweise durch eine schlechte Proteinqualität oder Proteinmetabolismus, lässt sich die Stickstoffbilanz auch nicht durch eine höhere Energieaufnahme verbessern. Somit kann es bei vielen Krankheitszuständen, trotz adäquatem Energieangebot, zu einer negativen Stickstoffbilanz kommen. [26]

Nach den Empfehlungen der AKE ist eine methodisch einwandfreie Stickstoffbilanz in der klinischen Routine nicht durchführbar, weshalb Näherungsformeln ihren Einsatz finden. [37] Diese sind jedoch relativ komplex und aufwendig zu berechnen. Somit findet die Stickstoffbilanz ihren berechtigten Einsatz hautsächlich in der wissenschaftlichen Erhebung der Proteinbedarfsempfehlungen (wie es im Kapitel 2.3.5. zu erkennen ist) und nicht im klinischen Alltag am Patienten.

8. Ernährungserhebungen:
Durch eine genaue Ermittlung des Verzehrs von Lebensmitteln kann ein Eiweißmangel detektiert werden. Diese erfolgt durch unterschiedliche Methoden, die entweder prospektiv oder retrospektiv angelegt sind. [34] Als Beispiel dafür ist in Kapitel 6. „Die empirische Erfassung eines möglichen Eiweißmangels" zu sehen.

2.4 Chirurgisch-operative Maßnahmen zur Adipositastherapie

2.4.1 Allgemeine Informationen bezüglich adipositaschirurigscher Therapie

Aufgrund bescheidener Erfolge bei konservativen Adipositastherapien gehen Befürworter der operativen Therapie davon aus, dass chirurgische Eingriffe die effektivste Form der Langzeitbehandlung darstellen. [6, 41, 44, 53, 57, 105] Viele Patienten haben trotz guter Compliance eine lange Leidensgeschichte mit unzähligen Bewegungsprogrammen, Diätversuchen und Kuraufenthalten hinter sich, die bei ihnen fast regelmäßig zum bekannten „Jojo-Effekt" führten. [57]

Genetische Prädisposition zur Adipositas, niedriger GU und mangelhafte Sättigungssignale können u. a. auf das häufige Scheitern konservativer Therapiemaßnahmen zurückgeführt werden. [1, 62] Während die anderen Punkte bereits im ersten Teil des Werkes beschrieben wurden, ist die Sättigung ein wichtiger Aspekt in der Adipositastherapie. Sättigungssignale werden in erster Linie über die Füllung und Dehnung des Magens und damit über das Volumen der Nahrung aktiviert. Die Problematik ist hier, dass die Bestimmungen des Magenvolumens bei dieser Patientengruppe zeigte, dass ein Volumen zwischen 1500 und 3000 ml aufgenommen werden kann. Vergleichsweise beträgt das Magenvolumen bei Normalgewichtigen ca. 800 ml. [62]

Somit bleibt die Adipositaschirurgie derzeit „Ultima Ratio" im Rahmen eines Gesamtkonzeptes zur Behandlung von extremen Übergewicht. [4] Es ist weithin bekannt, dass durch die chirurgisch-operative Adipositastherapie große Erfolge in der Behandlung und Vorsorge lebensbedrohender Komplikationen sowie schwerer degenerativer Probleme der morbiden Adipositas verzeichnet werden können. Zudem kommt es zu einer Erhöhung der Lebensqualität sowie Lebensdauer krankhaft fettleibiger Patienten. In einer Kohortenstudie[1], die 2004 an 6700 Patienten durchgeführt wurde, kam es beispielsweise zu einer Mortalitätsreduktion von 89 % in 5 Jahren bei den Personen mit chirurgischer Adipositastherapie. Im Gegensatz dazu sind die direkten Gesundheitsausgaben der nicht operierten Vergleichsgruppe in den 5 Jahren um 45 % höher. [41]

Jedoch sind adipositaschirurgische Eingriffe mit entsprechenden Risiken verbunden, da es je nach Verfahrenswahl zu einem mehr oder weniger großen, invasiven, bauchchirurgischen Eingriff mit anatomischen und physiologischen gastrointestinalen Veränderungen kommt. Laparoskopische Operationstechniken (bzw. minimal-invasive Techniken) werden bevorzugt eingesetzt, multidisziplinäre diagnostische und therapeutische Therapieansätze führen zu einer Erhöhung der Patientensicherheit und des postoperativen Erfolges. [4, 41]

Ferner soll an dieser Stelle darauf hingewiesen werden, dass weiblichen Patienten ungefähr 90 % der bariatrischen Eingriffe im Krankenhaus darstellen. [89]

2.4.2 Indikation

Bei der Behandlung des Übergewichtes, soll die Operation nur nach Scheitern eines wenigstens zwölfmonatigen, konsequent konservativen Therapieversuchs stehen. [42, 57] Spezialisierte Einrichtungen mit einem multidisziplinären Team sind sowohl für ein konservatives als auch chirurgisches Therapieprogramm obligatorisch. [42, 57, 58]

Die Durchführung eines adipositaschirurgischen Eingriffes soll, in Anlehnung an internationale Empfehlungen, unter folgenden Bedingungen in Betracht gezogen werden [41, 42]:

- ✓ BMI > 40 (Adipositas Grad III)
- ✓ BMI > 35 (Adipositas Grad II), bei Vorliegen von adipositasassozierten Begleiterkrankungen wie beispielsweise Diabetes mellitus Typ II, Lipidstoffwechselstörungen, Schlafapnoe, Hypertonie, ...
- ✓ Eigenverantwortlichkeit (Bereitwilligkeit und Verpflichtung des Patienten an Programmen zur Nachbetreuung teilzunehmen)

---

[1] Eine definierte Patientengruppe (eine Kohorte) wird über einen bestimmten Zeitraum beobachtet, um zu untersuchen, wie viele Personen eine gewisse Erkrankung entwickeln. [110]

✓ Keine Kontraindikationen bezüglich eines adipositaschirurgischen Eingriffen

Eine konkrete Altersgrenze wird in der Literatur nicht beschrieben, da eine entscheidende Rolle das biologische Alter der betroffenen Patienten spielt. [41] Dennoch sollte vor dem 18. und nach dem 65. Lebensjahr nur in begründeten Ausnahmefällen operative Eingriffe zur Reduktion des Körpergewichts durchgeführt werden. [6, 41, 42]

2.4.3 Patienteninformation

Die Patienten müssen gänzlich über die mit dem Eingriff verbundenen perioperativen Risiken (z. B. Blutungen, Infektionen, …) und Langzeitwirkungen (z. B. Mangelerscheinungen, Anastomosenstenosen, …) aufgeklärt werden, da es zu massiven anatomischen und physiologischen Veränderungen im Gastrointestinaltrakt kommt. Idealerweise erfolgt die Aufklärung bereits im ambulanten Vorfeld und wird später fortgesetzt. Außerdem ist eine ausreichend Motivation der Patienten für den Therapieerfolg maßgeblich. [41, 42]

2.4.4 Ernährungsmedizinische Beratung und dessen Stellenwert in der Adipositaschirurgie

International gehören Diätologen, als wesentlicher Teil des multidisziplinären Teams, vor und nach der Operation zum State of Art der Behandlung. [41, 51, 53, 58, 71, 104] Laut verschiedenen Studien korrelieren die Erhebung des Ernährungszustandes und ein umfangreiches Diätmanagement in der Adipositaschirurgie positiv mit Therapieerfolgen. [104]

Präoperativ ist es essentiell, dass die Patienten nochmals eine intensive Ernährungsberatung erhalten und über das therapeutische Prinzip sowie die Nebenwirkungen des geplanten Verfahrens informiert werden. [44, 66] Sie müssen akzeptieren und verstehen, dass es ihnen nach der Operation nicht mehr möglich sein wird, lieb gewonnene Essgewohnheiten beizubehalten und dass postoperativ eine Ernährungsumstellung auf eine ausgewogene Mischkost und eine Bewegungssteigerung notwendig sein wird. [44] M. Zeiner empfiehlt für die Beratungsgespräche einen „Ernährungstherapiewegweiser", mit dem sich die Ernährungstherapie gut strukturieren lasse [66]:

✓ Erhebung der Ernährungsanamnese

- ✓ Wecken von Problembewusstsein für postoperative Veränderungen in der Nahrungsaufnahme
- ✓ Motivieren zur Eigenverantwortung
- ✓ Definition der Therapieziele des Patienten um Unzufriedenheit zu vermeiden
- ✓ Messung der Körperfettmasse mittels Bioelektrische Impedanzanalyse (BIA)
- ✓ Erklärung der neuen Essverhaltensregeln
- ✓ Postoperative Betreuung und Kontrolle in Kombination mit Arztbesuchen. Bei den Terminen soll vom Patienten ein Ernährungstagebuch mitgenommen werden. Anhand der Aufzeichnungen wird die Zufuhr von Makro- und Mikronährstoffen kontrolliert.

In der Literatur wird beschrieben, dass sechs Wochen vor der Operation eine drastisch kalorienreduzierte Ernährung (siehe Kapitel 2.2.1.) zu einer Verringerung des Lebervolumens um 20 % und somit zu einem besseren operativen Zugang zum oberen Bereich des Magens während der laparoskopischen Operation führen kann. Außerdem zeigten sich bei Patienten, die 10 % ihres Übergewichtes bereits vor der Operation reduzieren konnten, eine kürzere Hospitalisierung und ein schnellerer Gewichtsverlust. [51]

An dieser Stelle soll jedoch darauf hingewiesen werden, dass keine evidenzbasierten, standardisierten Ernährungsrichtlinien für die prä- oder postoperative Phase nach bariatrischen Operationen existieren. [51]

2.4.5 Verfahrensauswahl

Laut österreichischen Leitlinien zur chirurgischen Therapie der Adipositas wird das richtige Verfahren für den Patienten anhand der zur Verfügung stehenden prospektiv randomisierten Studien und der daraus hergeleiteten evidenzbasierten Daten gewählt [41]:

- ✓ Die Wahl der Operationsmethode ist abhängig von: BMI, Operationsrisiko, Begleiterkrankungen, metabolische Situation, Erfahrung des Chirurgen und Patientenwunsch.
- ✓ Laparoskopische Verfahren werden bevorzugt.

Die chirurgischen Verfahren beruhen auf zwei Prinzipien. Das erste verursacht eine Einschränkung der Nahrungszufuhr (restriktive Verfahren) und das zweite eine Verminderung der Nahrungsresorption (Malassimilationsverfahren). Kombinationen von beiden Prinzipien werden als gemischt restriktiv-malabsorptive Verfahren bezeichnet. [44].

Durch prospektive Studien und somit ausreichender Datenlage sind folgende Eingriffe evidenzbasiert belegt (die von der Autorin mit fetter Schrift hervorgehobenen Verfahren sind am häufigsten) [41, 42, 55, 57, 67]:

- Restriktive Verfahren:
  - Magenballon (es kommt lediglich zu einer temporären Gewichtsreduktion und ist für Langzeitbehandlungen nicht geeignet)
  - **Verstellbares Magenband**
  - **Vertikale bandverstärkte Gastroplastik** (geht in Langzeituntersuchungen mit hoher Komplikationsrate einher, wird aber in vielen Publikationen als Standardoperation für restriktive Eingriffe dargestellt)
  - Sleeve Gastrectomy (soll nur bei ausgewählten Patienten eingesetzt werden)
- Gemischt restriktiv-malabsorptive Verfahren:
  - **Proximaler Magenbypass /Y-Roux Magenbypass /Roux en y Gastric Bypass (RNYGB)**
- Malabsorptive Verfahren:
  - **Biliopankreatische Diversion (BPD)** mit/**ohne** Duodenal Switch
  - Distaler Magenbypass
- Gastrale Stimulation (erfüllt bei ausgewählten Patienten ausgezeichnet Ergebnisse)

Der Gewichtsverlust ist bei der Biliopankreatischen Diversion mit oder ohne Duodenal Switch und Magenbypass am höchsten und fällt bei vertikale bandverstärkte Gastroplastik und verstellbaren Magenband. Die operationstechnische Schwierigkeit gestaltet sich umgekehrt. [42]

Auf das gemischt restriktive-malabsorptive Verfahren, den Roux en y Gastric Bypass, wird in diesem Werk im Folgenden näher eingegangen.

3 Roux en y Gastric Bypass

3.1 Allgemeine Informationen über den Roux en y Gastric Bypass (RNYGB)

Im Jahr 1966 wurde der Magen-Bypass durch Mason und Ito eingeführt. [48, 56, 57] Die Mediziner beobachteten, dass 20 bis 80 % aller Patienten, bei denen die partielle Gastrektomie wegen peptischer Ulkusleiden operiert wurde, eine Reduktion des Körpergewichtes hatten. Beim Anlegen einer gastrojejunalen Anastomose trat dieser Fall häufiger ein. Aus diesen Ergebnissen zogen Mason und Ito die Schlussfolgerung, dass eine Operation mit den gleichen physiologischen Folgen ein wirksames Verfahren zur Gewichtsverminderung bei morbid-adipösen Patienten darstellen könnte. [48] Im Laufe der Jahre wurde das Verfahren modifiziert und verbessert und durch die Entwicklung der Laparoskopie breitete sich ein großes Interesse am Magen-Bypass aus. Vor allem in den USA, wo die Anwendung des Gastric Banding extrem eingeschränkt worden ist, nahm die Häufigkeit des Magen-Bypass kontinuierlich zu und wurde eine Art Goldstandard in der Adipositaschirurgie (80 % der Eingriffe). [48, 56, 57, 90] Grund dafür ist, dass der RNYGB sowohl in Bezug auf die Gewichtsabnahme, als auch in Punkto Verbesserung der Lebensqualität und dem Rückgang an Komorbiditäten der alleinigen Restriktion überlegen ist. [56] Auch in Europa kommen immer mehr kombinierte Verfahren zum Einsatz, da die rein restriktiven Methoden, wie das sehr populäre steuerbare Magenband, u. a. mit einer beachtlichen Rate von Therapieversagen behaftet sind. [41, 91]

3.2 Prinzip des chirurgischen Verfahrens

Beim Magenbypass muss zwischen proximalen und distalen Verfahren unterschieden werden:

3.2.1 Proximaler Magenbypass bzw. RNYGB

Wie bereits oben aufgelistet, handelt es sich bei dieser Form der chirurgischen Adipositastherapie um eine Kombination zwischen restriktivem und malabsorptivem Verfahren. [44, 57] Es wird ein kleines Magenreservoir mit einer variablen Länge an Funktionsdarm operiert. Durch die Bildung eines Magenpouch kommt es zu einer Einschränkung der Nahrungszufuhr. Sein Füllvolumen sollte nicht mehr als 20-40 ml betragen wobei sich der Restmagen in den ersten sechs bis neun Monaten leicht ausdehnt und danach an Größe relativ stabil bleibt. [44, 63] Die kleine Magentasche wird direkt mit einem hochgezogenen Teil des Jejunums verbunden. [54, 56] Somit entleert sich der Inhalt des Magenpouches in eine Roux-Y-förmig ausgeschaltete Dünndarmschlinge. [44] Der restliche Magen, das Duodenum und ein Teil des oberen Jejunums werden folglich umgangen und in tieferen Verdauungsabschnitten durch die sogenannte Fußpunktanastomose wieder eingeleitet. [54, 56] Dadurch wird eine Malabsorption der Nährstoffe erreicht. [56] Zusätzlich kommen die Verdauungssäfte wie Galle und Pankreasenzyme erst verzögert mit dem Nahrungsbrei in Kontakt, was wiederum eine Maldigestion der Makronährstoffe bewirkt. [54] Diese so genannte biliäre Schenkellänge soll beim proximalen Magenbypass nicht länger als ca. 50 cm sein. [63]

Das Lumen der Anastomose zwischen Magenpouch und Jejunum sollte möglichst eng sein, um eine Entleerungsverzögerung zu erreichen. Bei den üblichen Klammernahtgeräten, die im Rahmen der laparoskopischen Operationstechniken eingesetzt werden, ist der kleinste Durchmesser mit 21 mm Umfang beschrieben. [44] Im Allgemeinen wird die Länge der interponierten bzw. alimentären Dünndarmschlinge mit ca. 100-150 cm gewählt, sie kann jedoch variieren, damit kann die Malabsorption in gewisser Weise der jeweiligen Situation (Ernährungsgewohnheiten, Grad des Übergewichtes) angepasst werden. [44, 55, 63, 91]

Eine grafische Darstellung des chirurgischen Eingriffes ist in Abbildung 3 ersichtlich:

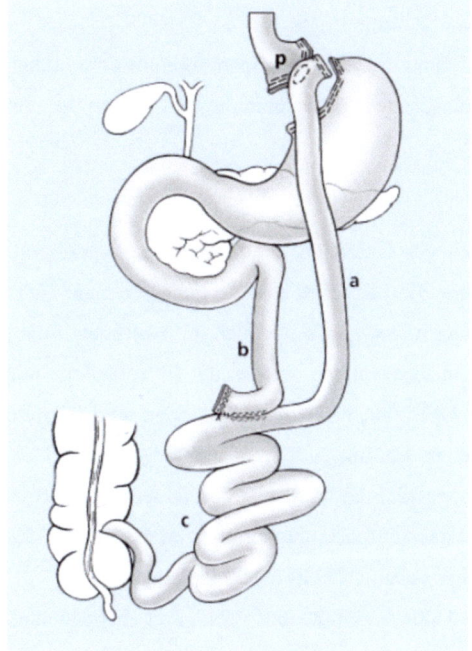

add. Abb. 3:
Der proximale RNYGB besteht aus einem Pouch (p) mit einer Größe von 20-40 ml. Daran ist der alimentäre Schenkel (a) anastomosiert. Daneben ist der biliäre Schenkel (b) zu erkennen, der in einer Y-Roux-Anastomose zum Common Cannel (c) verbunden ist. [63, 44]

Abb. 3: Schematische Darstellung des proximalen RNYGB [63]:

3.2.2 Distaler Magenbypass

In der adipositaschirurgischen Behandlung von „superobese" Patienten (BMI > 50 kg/m^2) kann der distale Bypass eingesetzt werden. Bei diesem wird der alimentäre ca. ≥ 150 cm und der Common Channel (Dünndarmschlinge, in der alimentärer und biliärer Schenkel wieder zusammentreffen) auf 100 oder 150 cm ausgemessen. Somit kommt es zu einer größeren Malabsorption als beim proximalen Magenbypass, die wiederum mit zahlreichen Ernährungsdefiziten und metabolischen Langzeitfolgen verbunden ist. [57, 63, 67, 90]

3.3 Physiologische Veränderungen in Bezug auf die Ernährung sowie Eiweißzufuhr und -resorption

In der hier folgenden Auflistung sind die, aufgrund der RNYGB-Operation, physiologischen Veränderungen in Betracht auf die Ernährung, sowie Eiweißzufuhr und -resorption im Speziellen, evidenzbasiert aufbereitet.

➔ Restriktive Komponente:
Durch die anatomischen Veränderungen nach der Operation, ergibt sich eine starke Einschränkung der Nahrungs- bzw. Nährstoffmenge. [79] Konsumieren die Patienten mehr als in den kleinen Pouch passt, kommt es zu Missempfinden und schließlich zu Erbrechen. Somit werden die Patienten dazu „gezwungen", ihr Essverhalten gravierend zu verändern und deutlich weniger zu essen als sie es vor der Operation gewohnt waren. Dies wird insofern erleichtert, als trotz der geringen Aufnahme an Nahrungsmittel in der Regel schnell ein gewisses Gefühl der Sättigung auftritt. Verantwortlich dafür ist die Verminderung des Hormons Ghrelin im Blutspiegel. [44] Dieses so genannte „Hungerhormon" ist im Fundus des Magens lokalisiert. Die Resektion des Fundus beim RNYGB verhindert den Kontakt der Nahrung mit der Mukosa im Magenfundus und Ghrelin wird somit vermindert ausgeschüttet. [44, 91]

➔ Wegfall der Magenmühle:
Wenn das Essen nicht gründlich genug gekaut wird, findet die restliche Zerkleinerung normalerweise im Magen durch die Magenmühle statt. Dabei verschließt sich der Magenmuskel, und die zu großen Speisepartikel können nicht in das Duodenum gelangen. Durch die „Sperre" des Muskels kommt es zu einer peristaltischen Gegenbewegung, die die Nahrung wieder in das Mageninnere zurückbewegt. Die zu groben Nahrungspartikel werden durch diese Bewegungen zerrieben. Dieser Vorgang wird so lange wiederholt, bis die Nahrungspartikel nicht größer als 1 bis 2 mm im Durchmesser sind und schließlich an das Duodenum weitergeleitet werden können. [72] Da durch die Magenresektion auch keine Magenmühle mehr besteht, kann die Nahrung im Magen nicht mehr zerkleinert werden und die Spaltung der Proteine nicht mehr vollständig erfolgen (siehe Kapitel 2.3.2.). Weiters wird der Speisebrei nur mehr schlecht mit dem Magensaft durchmischt. [64]

➔ Verminderte Menge an Magensäure und Intrinsic Faktor:
Der kleine Magenpouch sondert nur mehr minimale Mengen an Säure ab, sodass fasrige Lebensmittel schwer bis nicht verdaut werden können. [48] Auch Eiweiß kann durch die verminderte Magensäureproduktion nur mehr schlecht verdaut werden, da einerseits die Aktivierung der Pepsine und andererseits die Denaturierung des Eiweißes reduziert wird (siehe Kapitel 2.3.2.). [64, 98] Infolgedessen kann es postoperativ zu Nahrungsmittelunverträglichkeiten von eiweißreichen Produkten, wie beispielsweise (v. a. rotem) Fleisch, Eier oder Milch, kommen. [98, 100, 103] In der englischsprachigen Literatur wird dieses postoperative Phänomen oft als „protein intolerance" (= Eiweißintoleranz) definiert. [77, 98, 100, 103]

Ein weiterer Faktor der sich durch die verminderte Salzsäureproduktion ergibt ist, dass Bakterien nicht mehr ausreichend abgetötet und dadurch die Nahrung nicht vollständig „desinfiziert" werden kann. [72] Außerdem kommt es durch die kleinere Magenschleimhautfläche zu einer verminderten Produktion an Intrinsic Faktor, wobei dieser Faktor für den Transport bzw. Resorption von Vitamin B12 im Ileum benötigt wird. Postoperativ muss dieses Vitamin parenteral zugeführt werden. [74]

➔ Ausfall der Temperaturanpassung durch den Magen:
Die Temperatur der Getränke und Nahrung wird im Magen auf Körpertemperatur gewärmt bzw. gekühlt. Eine verstärke Darmbewegung, Durchfall bis hin zu Darmkrämpfen sind die Folgen, wenn keine Temperaturanpassung stattfinden konnte. [72]

➔ Geschmacks- und Geruchsveränderungen:
Bei der Magenresektion werden Nervenbahnen durchtrennt, wodurch es möglicherweise zu Veränderungen im Geruchs- und Geschmacksempfinden kommt. [73] Diese können für viele Monate nach der Operation anhalten und einerseits wird es Patienten dadurch ev. ermöglicht ihre Ernährungsweise um viele Lebensmittel zu erweitern, die sie vor der Operation nicht gegessen haben. [80] Andererseits können Veränderungen in der geschmacklichen Wahrnehmung für bestimmte Speisen dazu führen, dass auf diese verzichtet wird und somit u. a. eine verminderte Eiweißaufnahme stattfindet. [98]

➔ Asynergie in der Steuerung der Magenentleerung:
Im nichtoperierten Gastrointestinaltrakt gibt der Magen nur kleine Chymus-Portionen an das Duodenum weiter – alle 12 Minuten eine Menge von ungefähr 50 ml. Dadurch wird eine Überlastung des Dünndarms vermieden, und günstige Vorraussetzung für die Nährstoffaufbereitung durch Pankreasenzyme und Gallensaft werden geschaffen. Nach der Magenresektion gelangt die aufgenommene Nahrung über den Ösophagus und Magenpouch relativ schnell in die alimentäre Schlinge und in weiterer Folge in den Common Channel. [72]

Dies ist damit zu begründen, dass Rezeptoren für die Steuerung der Magenentleerung im Duodenum und auch noch vereinzelt im proximalen Jejunum angenommen werden. Bei der Umgehung dieser Verdauungsstrecke wird der Magentransit beschleunigt („Fortfall der Duodenalbremse") und der Chymus gelangt schneller vom Magenpouch in die alimentäre Schlinge. [108] Das System ist, besonders kurz nach der Operation, durch eine größere Menge Nahrung schnell überfordert. Im Laufe der Zeit bessert bzw. adaptiert sich dies. [72]

➔ Malabsorptive Komponente des RNYGB:
Wie oben bereits erwähnt bewirkt der RNYGB eine Einschränkung der Nährstoffresorption, die durch die Ausschaltung und Umgehung von Teilen des Dünndarms und der dadurch herbeigeführten Malassimilation[1] von Makro- und Mikronährstoffen bedingt ist. [44]

Im Kapitel 2.3.2. wurde beschrieben, dass das Duodenum sowie Jejunum eine zentrale Rolle in der Proteinabsorption einnimmt. Durch die Umgehung des ganzen Duodenums und einem Teil des Jejunums findet in diesen Verdauungsabschnitten keine Nahrungspassage mehr statt. Folglich wird die Eiweißdigestion und somit –resorption erneut beeinträchtigt. [26, 90] Im Kapitel „Metabolismus von Eiweiß" (Kapitel 2.3.3.), wurde bereits erwähnt, dass beim nichtoperierten Verdauungstrakt ca. 95 % der aufgenommenen Proteine resorbiert werden. [26, 31] Nach zahlreichen Referenzen, die G. C. Fernanda et al. zitierten, werden im postoperativen Zeitraum beim RNYGB nur mehr 57 % des Proteinverzehrs absorbiert. [101]

Neben der verminderten Eiweißaufnahme bewirkt der auftretende Verlust an resorbierbarer Oberfläche eine deutliche Reduktion in der Aufnahmefähigkeit anderer Nährstoffe, Elektrolyte und Gallensalze. [79, 103, 108] Langfristig ist aus den oben genannten Gründen mit

---

[1] „Malassimilation = Oberbegriff für Malabsorption und Maldigestion" [109]
„Malabsorption = Störung der Nahrungsresorption durch die Zelle der Darmschleimhaut und/oder des Abtransportes in den Enerozyten bzw. Lymph- oder Blutsystem" [109]
„Maldigestion = ungenügende /unvollständige Verdauung im Magen-Darm-Trakt" [109]

Defiziten im Bereich des Eiweiß-, Vitamin- und Mineralhaushaltes zu rechnen. [55] Zusammengefasst bedeutet dies, dass die malabsorptive Komponente des RNYGB zu einer geringeren Bioverfügbarkeit der Nährstoffe führt. [101]

Allerdings ist der Dünndarm nach chirurgischen Veränderungen dazu in der Lage, sich an die neue Situation anzupassen bzw. zu adaptieren. [108, 113] Die Absorption von Substanzen, die normalerweise im proximalen Dünndarm stattfindet, kann auch im Ileum erfolgen. Somit vermag nach einer Jejunumresektion das Ileum weitgehend dessen Funktionen zu übernehmen, da das Ileum eine große funktionelle Reservekapazität für die Resorption besitzt. [113]

➔ Pankreozibale Asynchronie:
Die Regulation der Pankreassaft- und Gallensekretion unterliegt dem vegetativen Nervensystem. Außerdem wird sie u. a. durch zwei Hormone gesteuert. Diese werden von der Schleimhaut des Duodenums freigesetzt, sobald saurer oder fettreicher Chymus vom Magen in das Duodenum gelangt. [49] Das Hormon Sekretin bewirkt im Pankreas eine starke Anreicherung des gebildeten Saftes mit Bicarbonat und ist somit maßgeblich an der Neutralisierung des sauren Speisebreis beteiligt. Weiters steigert Sekretin die Gallenbildung in der Leber. [49] Überdies wird der Enzymgehalt des Pankreas durch das Hormon Cholezystokinin bestimmt. Ferner führt es zu einem Zusammenziehen der Gallenblase und gleichzeitig erschlafft der Schließmuskel des Gallengangs, so dass Galle in das Duodenum abgegeben werden kann. [49]

Durch die Anlegung eines Magen-Bypass wird die Duodenalschleimhaut aus dem Verdauungsprozess ausgeschlossen. Somit kommt es zu einer verminderten Freisetzung von Cholezystokinin und Sekretin was wiederum eine unzulängliche Mischung von Nahrung und biliopankreatischen Verdauungssäften bewirkt. [48, 103, 108]

➔ Veränderung durch die Anlegung einer Fußpunktanastomose:
Bei der Ausschüttung der Verdauungssäfte in den Common Channel ist der Nahrungsbrei schon so weit transportiert, dass die Gallensäfte sowie Pankreasenzyme und der Chymus sich nicht zeitlich abgestimmt vermischen können, d.h. die Verdauungssäfte „hinken" dem Nahrungsbrei nach. Infolgedessen findet die Vermischung mit der Galle und den Enzymen beim größten Anteil des Nahrungsbreis nicht statt und es wird nur ein geringer Teil der gesamten Nährstoffe in kleinere Molekühle zerlegt und anschließend resorbiert. [73] R. D. Bloomberg et al. beschreiben, dass die meisten Proteine durch die umgangenen Bereiche im Dünndarm

ungenügend aufgespaltet sind, so dass sie im Dünndarm nicht vollständig resorbiert werden können. [100]

Außerdem kann es durch nicht verdaute Fette zu einem ständigen Durchfall kommen, da sie eine laxierende Wirkung haben. [73] Es werden Folge dessen [73]:

> die nicht verdauten Nahungsbestandteile ungenutzt ausgeschieden.
> Eiweiß, Fett und Kohlenhydrate sowie Vitamine und Mineralstoffe schlecht aufgenommen und Mangelzustände können entstehen.

Aus Abbildung 4 ist Resorption von Nährstoffen bei Menschen, die sich keinerlei chirurgischer Veränderungen des Verdauungstraktes unterzogen haben, ersichtlich.

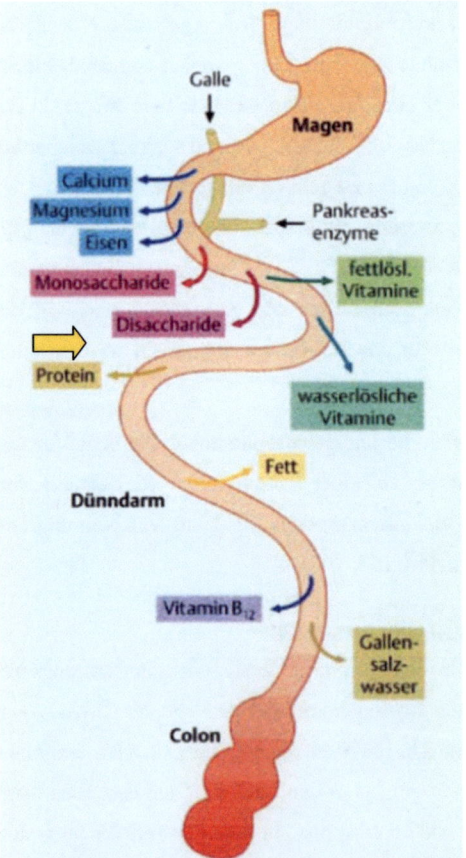

add. Abb. 4: Kapitel 2.3.2. beschreibt, dass die genaue Resorption von Aminosäuren im Dünndarm nicht bekannt ist, großteils jedoch im Duodenum und Jejunum stattfinden soll. Wie oben bereits erwähnt, hat der RNYGB durch die anatomischen und somit physiologischen Veränderungen einen deutlichen Einfluss auf die Digestion sowie Resorption von Eiweiß.

Abb. 4: Resorption im chirurgisch unveränderten Verdauungstrakt [90]:

Diarrhö und mögliche Entwicklung einer Laktoseintoleranz:

Die Diarrhö ist vor allem in der unmittelbaren postoperativen Phase als Ausdruck des Kurzdarms ausgeprägt, reguliert sich aber meist schnell auf ein bis drei Stuhlgänge pro Tag. [57] Durch die Magenresektion wird verzehrte Milch nicht angesäuert und portioniert. Sie fließt dadurch zu schnell in tiefere Verdauungsabschnitte, in denen die Laktaseaktivität nicht mehr so stark ist. [73] Im Gegensatz zur Duodenalschleimhaut. Sie enthält einen hohen Laktasespiegel, wird jedoch vom Verdauungsvorgang ausgeschaltet. [48] Aus diesen Gründen kann eine Maldigestion von Laktose entstehen. [48, 64, 73, 80] Im Laufe der Zeit passt sich das Verdauungssystem meist an die neue Situation an und es erfolgt eine erhöhte Produktion der Laktase in den unteren Darmabschnitten. [73]

➔ Mögliche Entwicklung eines Früh- bzw. Spätdumping-Syndroms:

Das Frühdumping-Syndrom tritt eher selten auf. Dabei kommt es, aufgrund von zu fetten Speisen oder zu großer Essensmenge, zu plötzlicher postprandialer Diarrhoe. [64]

Bei der Aufnahme von isolierten Kohlenhydraten kann eine Reihe von Symptomen auftreten, die als Spätdumping-Syndrom zusammenfassend beschrieben werden. Dazu zählen Tachykardie, Schweißausbrüche, Schwäche, Nausea, Erbrechen und Diarrhoe. [46, 48, 64, 69]

Zusätzlich zu den oben genannten Aspekten sind - bei der adäquaten Versorgung der Patienten mit Energie, Makro- und Mikronährstoffen - die Eventualität und Folgen einer Fehlernährung des Patienten zu berücksichtigen. [55] Sie haben oft Schwierigkeiten damit, sich an die neuen Ernährungsgewohnheiten zu halten – besonders weil sie sehr unterschiedlich zu ihren früheren Essgewohnheiten sind. [101]

3.4 Intra- und Postoperative Komplikationen

Angesichts der extremen Adipositas sind postoperative Komplikationen vergleichsweise selten. [44] Die 30-Tage-Letalität bei RNYGB liegt deutlich unter 1 %. [45] Bei postoperativen Komplikationen stehen an erster Stelle Wundheilungsstörung und Blutungen mit einer Häufigkeit von 7-12 % bzw. 5 %. Sie sind abhängig von der Art des Zugangs (laparoskopische Operationen sind mit deutlich geringerem Risiko verbunden als offene Operationen) und der Dicke des Unterhautfettgewebes. Daneben können Lungenembolieen, Venenthrombosen und Anastomosenstenosen auftreten. [44, 45, 69] Auch das gefürchtete Risiko einer undichten Magen-Darm-Anastomose muss beachtet werden. [44, 54, 55, 69]

3.5 Langezeitfolgen

Durch die operationsbedingte, veränderte Anatomie und Physiologie des Gastrointestinaltraktes kann es zum Auftreten von Langzeitfolgen und Nebenwirkungen kommen. Durchfall, Übelkeit, Erbrechen, Dysphagie, Sodbrennen, Blähungen und Meteorismus sowie Schmerzen können eintreten. [47, 50] Auch metabolische Langzeitfolgen wie Anämie, Vitamin- und Eisenmängel werden in der Literatur beschrieben. [47] S. S. Malinowski führt in seiner Publikation über ernährungsbezogene und metabolische Komplikationen durch bariatrische Operationen an, dass eine schwere Malnutrition die meist ernstzunehmende metabolische Komplikation nach einer bariatrischen Operation ist. [79] Gallensteinbildung, Muskelschwund und Haarverlust können u. a. auf den rapiden Gewichtsverlust zurückgeführt werden. Daneben werden neurologische Folgererkrankungen, Mineralstoffstörungen, Hypoproteinämie, Leberfunktionsstörungen und die Ausbildung von überschüssiger Haut aufgezählt. [47] Aber auch subjektive Probleme wie die Unzufriedenheit mit der Nahrungsmenge und mangelnder Gewichtsverlust sind zu beachten. [50]

3.6 Nachsorge

Eine konsequente Nachbetreuung der Patienten ist in der Regel über mehrere Jahre erforderlich, um Komplikationen zu vermeiden bzw. rechtzeitig zu diagnostizieren, maximal zu motivieren und einen Langzeiterfolg zu gewährleisten. [46, 51, 60, 71] Grundsätzlich wird die lebenslängliche Betreuung des postoperativen Patienten empfohlen. [53, 57, 63] Die Nachbetreuung sollte in einem Adipositaszentrum stattfinden, das neben regelmäßigen chirurgischen Kontrolluntersuchungen ernährungsberatende, physiotherapeutische, psychologische und internistische Betreuung anbieten kann. [60] In der Nachbehandlung werden neben dem aktuellen Gewicht, dem Ernährungszustand und den Veränderungen in den Komorbiditäten vor allem das aktuelle Ernährungs- und Essverhalten sowie die Lebensqualität erfasst. [46, 51] Die postoperative Ernährungstherapie (inklusive Vitamin, Mineralstoff und möglicher flüssiger Proteinsupplemente), körperliche Übungen sowie eine Änderung des Lebensstils sollen durch Beratungen, Selbsthilfegruppen und die Zusammenarbeit mit dem Hausarzt unterstützt bzw. verstärkt werden. [53, 55]

Regelmäßige Laborkontrollen sollen lt. R. Weiner zur Überwachung und Früherkennung von möglich auftretenden Mangelerscheinungen im ersten Jahr alle sechs Monate und danach zumindest einmal im Jahr durchgeführt werden. [46] Im Gegensatz dazu empfiehlt die Gesellschaft für amerikanische, gastrointestinal und endoskopische Chirurgie (Society of American Gastrointestinal and Endoscopic Surgeons, SAGES) die Nachbetreuung nach laparoskopischen RNYGB-Operationen ein bis drei Wochen, gefolgt von vierteljährlichen Kontrollen im ersten Jahr, anzusetzen. Anschließend sollen die Kontrolltermine im jährlichen Rhythmus angesetzt werden. [51] 2004 wurde durch die ASBS Consensus Konferenz verkündet, dass mindestens drei Nachbetreuungsuntersuchungen im ersten postoperativen Jahr stattfinden sollen. [53] B. Husemann gibt 1997 an, dass die Nachsorge drei, sechs, zwölf, 24, 36 Monate nach dem operativen Eingriff und anschließend in jährlichen Abständen stattfinden soll. Daneben empfiehlt er bei allen Terminen u. a. eine Labor- sowie Gewichtskontrolle und Ernährungsberatung. [59] C. P. Bernert empfiehlt eine Ernährungsuntersuchung nach drei Monaten, dann alle sechs Monate in den ersten zwei Jahren und zuletzt, nach zwei Jahren, einmal im Jahr. [77]

Die postoperative Laborkontrolle umfasst in der Regel folgende Parameter: Albumin, Gesamtproteine, Ferritin, Vitamin B12, Folsäure, Kalzium, Magnesium, alkalische Phosphatase. [69]. Auch C. P. Bernert beschreibt, dass u. a. Albumin und Ferritin regelmäßig kontrolliert werden sollen. [77] An dieser Stelle soll jedoch auf Kapitel 2.3.8. verwiesen werden, da anhand nur dieser Laborparameter Proteindefizite nicht detektiert werden können.

Trotz der großen Menge an unterschiedlichsten Empfehlungen muss die Tatsache erwähnt werden, dass, abgesehen von den begrenzten Möglichkeiten zur Nachbetreuung innerhalb der chirurgischen - manchmal auch universitären Zentren - derzeit keine adäquaten Versorgungsstrukturen im ambulanten Bereich im deutschsprachigen Raum bestehen. [105]

3.7 Erfolge durch RNYGB-Operationen

Der Großteil des Gewichtsverlustes nach Magenbypass-Operationen findet um das erste postoperative Jahr statt (60-70 %). [45, 88] Zwölf bis 18 Monate nach der Operation reduzieren manche Patienten weiterhin ein wenig ihr Gewicht, während andere ihr geringeres Gewicht zu halten versuchen. Ab 18 bis 24 Monaten nach der Operation verlieren fast alle Patienten nicht mehr an Körpergewicht und die meisten Patienten versuchen es zu halten bzw. nehmen es wieder zu. [88] Im Allgemeinen kommt es nach einigen Jahren zu einem mäßigen Wiederanstieg des Körpergewichtes. [45]

Bereits bei einem 25 %igen Übergewichtsverlust, kommt es bei beiden Geschlechtern zu einer beeindruckenden Verbesserung der gesamten Stoffwechselsituation. [60]

Nach einer Studie aus dem Jahr 2007 über die Langzeit-Mortalität nach RNYGB-Operationen von T. Adams et al., lässt sich sieben Jahre nach einer RNYGB Operation eine eindrucksvolle Reduktion der Mortalität um 40 % gegenüber nicht operierter Patienten nachweisen. Dieser Prozentsatz geht auf eine verringerte Sterblichkeit an Diabetes, koronarer Herzkrankheiten und Krebserkrankungen zurück. [43] Weiters entdeckte B. Schneider im Jahr 2005, dass es zu einem Rückgang bei Diabetes mellitus Typ II um 50-98 %, arterieller Hypertonie um 36-70 %, gastroösophagealer Refluxerkrankung um 52-98 %, Stressinkontinenz um 44-88 %, Schlaf-Apnoe-Syndrom um 74-100 % sowie osteoarthritischen Schmerzen um 41-76 % kam [43]. B. Husemann zitiert in einem seiner Artikel eine Studie von R. J. Greenstein et al., die an extrem übergewichtigen Patienten. durchgeführt wurde. Diese zeigt eine deutliche Verbesserung der Lebensqualität nach operativer, im Gegensatz zur diätetischer Gewichtsreduktionstherapie. [59]

3.8 Physiologische Mechanismen beim Gewichtsverlust in Bezug auf den Proteinmetabolismus

Wenn vermindert Energie und Nährstoffe aufgenommen werden, ist der Körper - um zu überleben - in der Lage sich metabolisch an diese Situation anzupassen. Als Ergebnis der verringerten Kalorienzufuhr kommt es zur Hypoinsulinämie und diese erlaubt Fett- und Muskelmasse abzubauen. Somit werden Aminosäuren frei, die für die Aufrechterhaltung des viszeralen Pools benötigt werden. Gluconeogenese und Fettsäurenoxidation helfen bei der Versorgung der lebenswichtigen Organe (Gehirn, Herz und Niere) mit genügend Energie. Sobald der Körper in eine Ketoazidose fällt, beginnt das „Proteinsparen" des Organismus. Der Gewichtsverlust resultiert zu Beginn daraus, dass es aufgrund des vermehrten Metabolismus in den Glykogenspeichern Leber und Muskeln zum Wasserverlust kommt. Sekundär folgt der Abbau der Muskelmasse und des Fettgewebes, so dass die Homeostase des Körpers aufrechterhalten bleibt. Eine geringe Eiweißaufnahme kann vom Körper einige Tage toleriert werden, da es zu einer Anpassung an die negative Stickstoff-Bilanz kommt. Dies ist aber nur bis zu einem gewissen Grad möglich und anschließend kommt es zu einem Eiweißmangel. [104]

Der Verlust an Muskelmasse ist jedoch ein unvermeidlicher Teil im Gewichtsverlust-Prozess nach adipositaschirurgischen Eingriffen oder einer drastisch kalorienreduzierten Diät. Nur eine eiweißreiche Ernährung und körperliche Bewegung kann diesem Prozess lindern. [104]

An dieser Stelle soll des Weiteren angemerkt werden, dass durch unterschiedliche Studien folgende Tatsache belegt wird: Gewichtsverlust pro Zeit zählt zu den wichtigsten Kriterien für die Diagnose von Mangelernährung. Unabhängig vom BMI erlaubt der Gewichtsverlust auf Zeit Rückschlüsse auf den klinischen Verlauf der Patienten. Relevant beim Gewichtsverlust in den vergangenen 3-6 Monaten sind vor allem folgende Werte:

➔ < 5 %
➔ 5-10 %
➔ > 10 %.

Kommt es zu einem Gewichtsverlust von mehr als 10 % ist, unabhängig vom BMI, die Diagnose Mangelernährung zu stellen. [29]

4 Ernährung bei RNYGB

4.1 Verschiedene Formen des Kostaufbaus

Es existieren unterschiedliche Formen des Kostaufbaus nach RNYGB-Operationen. Der Vergleich verschiedener Schemata der postoperativen Ernährung von fünf Institutionen bzw. Empfehlungen ist in Tabelle 8 ersichtlich:

Tab. 8: Verschiedene Formen des Kostaufbaus [eigener Entwurf]:

	Beginn:				
	M. Zeiner [50], KA Hallein	KA Rudolfstiftung [64]	AKH [65]	AACE/TOS/AS MBS Guidelines [52]	E. Parkes [80]
Flüssige Ernährung	1./2. postop. d^1	1./2. postop. d.	1./2. postop. d	1. /2. postop. d^2	1./2. postop.d^2
Breiige Ernährung^3	3. postop. d	3. postop. d	3. postop. d	10./14. postop. d	2./3. Woche postop.
Weiche Ernährung	4. postop. d*	4. Woche postop.		4. Woche postop.	
Feste Ernährung	langsam ab 4. postop. d	6. Woche postop.	langsam ab 10./14. postop. d (für 3-4 Monate postop. LVK)	5. Woche postop. bzw. wenn der Hunger zunimmt und mehr Lebensmittel toleriert werden	3./4./5. Woche postop.

*Je nach Symptomen und Motivation des Patienten, können beim Mittagessen bereits feste Nahrungsmittel enthalten sein, wie z. B. gekochtes Gemüse, Petersilkartoffeln. Der Speiseplan kann nun täglich um geeignete Lebensmittel erweitert werden. Das Konzept von M. Zeiner beruht auf der Einstellung, dass bei einer flüssig-breiigen oder breiigen Kost weniger Probleme auftreten, aber auch kein Lerneffekt erfolgt. [50]

---

^{1} Postoperative Tage (postop. d)
^{2} In den englischsprachigen Publikationen, wird in der flüssigen Ernährung zwischen „Clear liquid diet" und „Full liquid diet" unterschieden. Begonnen wird mit der klaren flüssigen Ernährung, die aus klaren Getränken und Eiswürfeln besteht. Anschließend folgt die „vollmundig" flüssige Ernährung. Sie enthält klare Getränke, fettarme Milch und Joghurt (bzw. Sojaprodukte oder laktosefreie Milchprodukte) und/mit Proteinsupplemente. [52, 80]
^{3} Feste Nahrung muss mit einem Mixstab püriert werden. Auch Babynahrung kann eingesetzt werden. [80]

Auch in der Krankenanstalt Rudolfstiftung in Wien wird auf einen eiweißreichen Kostaufbau, eine anschließende proteinreiche Ernährung und den Einsatz von Proteinsupplementen während und nach dem Kostaufbau geachtet. [64]

In den AACE/TOS/ASMBS Guidelines ist beschrieben, dass es den standardisierten Kostaufbau nicht gibt. Es besteht ein großer Spielraum in der Toleranz der Patienten – wie lange sie auf einer Stufe bleiben und welche Lebensmittel und Getränke vertragen werden. In den Guidelines wird außerdem darauf geachtet, dass ein sehr proteinreicher Kostaufbau und anschließend eine eiweißreiche Ernährung eingehalten werden soll. Zusätzlich wird empfohlen, dass ab Beginn der weichen Ernährung immer zuerst die Eiweißkomponente einer Mahlzeit gegessen werden soll. [52]

E. Parkes beschreibt ebenfalls in ihrer Publikation, dass der Kostaufbau eiweißreiche Flüssigkeiten wie z. B. Milch oder Proteinsupplemente enthalten soll. Außerdem muss dieser mit sehr kleinen Mengen pro Speise, wie 1 Ounce[1] (oz) bzw. ~ 30 g oder weniger, begonnen werden. Das Mahlzeitenvolumen steigert sich im Laufe der Zeit, so dass in der letzten Stufe, der festen Ernährung, 4 oz bzw. ~ 115 g (feste und flüssige Nahrung zusammen) in ca. 30 Minuten gegessen werden sollen. Diese Ernährungsstufe sowie -menge pro Mahlzeit soll lebenslang erhalten bleiben. Die Patienten sollen während dem Kostaufbau immer nur ein neues Lebensmittel ausprobieren, da sie dadurch herausfinden können, welche Nahrungsmittel vertragen werden. [80]

Amerikanische „Dietitians" (n^2 = 63) wurden 2007 bei einer Online Umfrage über die Art des Kostaufbaus nach RNYGB[3] und welche Supplemente dabei eingesetzt werden, befragt. Am häufigsten wurde neben anderen Ergebnissen angeführt, dass Proteinsupplemente in allen Phasen des Kostaufbaus inkludiert sind. [104]

Dies ist in zwei österreichischen Referenzen nicht der Fall. [50, 65]

Da es bei bis zu einem Drittel der Patienten in der unmittelbaren postoperativen Phase zu häufigem Erbrechen kommt, muss der Wasser- und Elektrolythaushalt entsprechend kontrolliert werden. [6]

---

[1] 1 ounce = 28,35 Gramm [81]
[2] n = Anzahl
[3] Die „Dietitians" berichteten, dass in ihrem Institut hauptsächlich RNYGB (n = 101-300) operiert werden. An zweiter Stelle folgen verstellbare Magenbänder (n = < 50) und die meisten Institute bieten keine BPD an.

Bei allen Formen des Kostaufbaus stehen die Patienten im Mittelpunkt der Betrachtung und somit richtet sich das Tempo und die Nahrungskonsistenz und –Auswahl nach deren individuellen Verträglichkeit. [50, 52, 64, 80] Aus ernährungsmedizinischer Sicht ist allerdings bekannt, dass je flüssiger die Konsistenz einer Speise ist, desto geringer sind die Energie- und Nährstoffdichte - und folglich auch die Proteinmenge. [112]

Die Autorin möchte an dieser Stelle darauf hinweisen, dass der längste Zeitraum für den Kostaufbau bis zu sechs Wochen postoperativ andauert (siehe Tabelle 8) und somit von den Patienten nur eine geringe Energie- und Nährstoffdichte konsumiert wird. Dadurch ist auch die Proteinaufnahme gering – ausgenommen im Kostaufbau wird auf eine proteinreiche Ernährung und auf den Einsatz von Eiweißsupplementen geachtet.

4.2 Allgemeine Ernährungsempfehlungen nach der Operation

In der Literatur konnten keine konkreten Empfehlungen für die Ernährung nach RNYGB-Operationen entdeckt werden. Da es sich bei diesem Verfahren um eine gemischt restriktiv-malabsorptive Technik handelt, wurden Empfehlungen für die Ernährung bei restriktiven Verfahren mit Empfehlungen bei malabsorptiven Verfahren abgeleitet bzw. zusammengefasst.

An die postoperative Ernährung sollen, während der Gewichtsreduktion, nachstehende Grundanforderungen gestellt werden [46, 74]:

- ✓ Energiegehalt der Nahrung unter dem Energiebedarf für gesunde Erwachsene; Reduktionskost
- ✓ Geringes Nahrungsvolumen
- ✓ Ausreichende Deckung des Wasserbedarfs
- ✓ Ausreichende Deckung des Bedarfs an Makro- und Mikronährstoffen
- ✓ Ev. laktosearme bzw. –freie Ernährung

Folgende „10 Regeln der gesunden Ernährung nach RNYGB-Operationen" sollen die Patienten berücksichtigen, damit es nach der Nahrungsaufnahme zu keinen Beschwerden bzw. Komplikationen kommt:

➔ 1. Langsam Essen und sorgfältig Kauen
Langsames Essen und gründliches Kauen (jeden Bissen 15 bis 20 Mal) soll von den Patienten geübt und ausgeführt werden, um gastrointestinale Beschwerden, wie Unwohlsein und Durchfälle, zu vermeiden. [44, 46, 52, 64, 65, 72, 74] Zusätzlich lässt sich die Verlegung einer engen Anastomose vermeiden. Ein Aufstau von Nahrung in den Ösophagus wäre möglich, was schlussendlich zum Erbrechen führt. [44, 46] Breiige Nahrung kann den Pouchausgang besser passieren und das Sättigungsgefühl wird durch die langsame Nahrungsaufnahme besser wahrgenommen. [46, 50]

➔ 2. Kleine Mengen zusammenstellen
Nach der Operation fällt die Reservoirfunktion des Magens weg und somit können bzw. sollen nur mehr kleine Portionen von den Patienten konsumiert werden. [46, 50, 52, 65] Nahrungsmengen in etwa der Größe einer halben Semmel, drei bis sechs Esslöffel oder vier oz bzw. ~ 115 g sind nach der Operation ausreichend. [50, 64, 80] Beim geringsten Sättigungsgefühl muss die Nahrungsaufnahme abgebrochen werden, da es sonst zu Erbrechen oder längerfristig zu einer Dehnung des Magenpouches kommen kann. [46, 55] Dieses äußert sich meist durch ein Druck- oder Völlegefühl im Zentrum des Magens bzw. direkt unter dem Brustkorb, Schmerzen in der Schulter- und Brustgegend oder Übelkeit. [55, 68] Trotz dieser kleinen Mengen soll auf eine ausgewogene Ernährung mit (mehr als) fünf „Portionen" Obst und Gemüse und zwei „Portionen" Milchprodukte am Tag geachtete werden, damit die Patienten optimal mit Ballaststoffen, sekundären Pflanzenstoffen bzw. Calcium versorgt werden. [52, 64, 65]

➔ 3. Ausreichende, „richtige" Flüssigkeitszufuhr und zeitliches Trennen von Essen und Trinken
Das Ileum übernimmt nach einer Phase der Adaption die Flüssigkeitsabsorption, die bei einem nichtoperierten Verdauungstrakt normalerweise im Duodenum und Jejunum stattfindet. Infolgedessen kann die zugeführte Flüssigkeit, trotz der Umgehung des oberen Teils des Dünndarms, resorbiert werden. [108]

Beim Abnehmen entstehen im Rahmen des Fettabaus zahlreiche Stoffwechselmetaboliten, die ausgeschwemmt werden müssen. Die Empfehlung 40 ml /kg Körpergewicht /d an Flüssigkeit zu konsumieren, ist jedoch für Adipöse aufgrund des hohen Fettanteils des Körpergewichtes nicht übertragbar. Dahingegen ist die produzierte Urinmenge ein guter Anhaltspunkt für eine ausreichende Flüssigkeitszufuhr. Dafür lautet die Empfehlung, dass 1-1,5 l Urin /24 Stunden produziert werden sollen. [46] Da diese Methode allerdings nicht immer in der Praxis umgesetzt werden kann, wird den Patienten empfohlen zwei Liter Flüssigkeit zu trinken bzw. darauf zu achten, dass ihr Urin zitronengelb bis hell und durchsichtig ist. [64, 65, 73]

Der Bedarf an Flüssigkeit sollte v. a. mit kalorienarmen oder kalorienfreien Getränken wie kohlensäurearmen Mineralwässern und ungezuckerten Tees gedeckt werden. [44, 64, 65]

Es muss zusätzlich darauf geachtet werden, dass die Getränke nicht zu kalt oder zu heiß sind. [72] Abgesehen von einer ausreichenden Flüssigkeitszufuhr sollen Essen und Trinken zeitlich getrennt werden. [46, 64] Anderenfalls wird die Passage der Nahrung verbessert und ihre Aufnahmekapazität erhöht. Oder aber das Reservoir kann dieses Volumen nicht mehr aufnehmen und es kommt zum Erbrechen oder Durchfall. [46, 50, 73] Idealerweise soll erst eine halbe Stunde nach der Mahlzeit wieder getrunken werden. [50, 52, 64, 65] Am Morgen kann der Verdauungstrakt angeregt werden, indem nüchtern ein bis zwei Tassen warmer Tee oder Kaffe (auf Verträglichkeit achten) ca. eine halbe Stunde vor dem Frühstück getrunken werden. Folglich wird das Frühstück besser toleriert und die tägliche Flüssigkeitsaufnahme wird erleichtert. Zusätzlich sollen kurz vor dem zu Bett gehen ein bis zwei Tassen Tee getrunken werden. [73]

Die Reservoirfunktion des Magens fehlt nach RNYGB-Operationen und Alkohol wird sofort vom Dünndarm in das Blut resorbiert. Bei den Patienten kommt es frühzeitig zu Alkoholwirkungen. Außerdem soll aufgrund der erwünschten Gewichtsabnahme auf alkoholische Getränke verzichtet werden. [46]

➔ 4. Nach dem Essen von Mahlzeiten nicht hinlegen

Der Speisebrei kann beim aufrechten Sitzen leichter die Engstelle zwischen Magenpouch und restlichen Verdauungstrakt passieren. Beim Verzehr von Nahrungsmittel im Liegen kommt es zu einer längeren Verweildauer des Chymus im Reservoir, wodurch es zu einer vermehrten Bildung von Magenschleim kommt. Anschließend entwickelt sich ein Druckgefühl, dass schließendlich zum Erbrechen führen kann. [50]

➔ 5. Meiden von faserreichen Lebensmittel und so genannten „Problemnahrungsmitteln"
Bei einer unzureichenden Zerkleinerung können stark faserreiche Nahrungsmittel wie hartschaliger, holziger Spargel, Kohl- und Krautgemüse, strohige Orangen oder Gemüse und Obst mit dicker Haut bzw. Schale (z. B. Hülsenfrüchte, Mais, Tomaten, Paprika bzw. einige Kern- und Steinobstsorten) zu einem Verschluss an der Anastomose führen. Sie sind durch kauen nur schwer zu zerkleinern und werden unzureichend durch die Verdauungssäfte angegriffen. Auch lang- und grobfaseriges Fleisch, wie Rind- und Schweinefleisch, das zusätzlich roh ist wie Speck und einige Wurstsorten (Rohwürste), können durch den Mangel an Magensäure zu Problemen führen. [46, 50, 70, 72, 74, 80] Dadurch wirken auch andere rohe Proteinquellen wie nicht abgekochte Milch, Rohmilchkäse, roher Fisch (Sushi), rohe bzw. halbrohe Eier (Tiramisu, Spiegel- oder weiches Ei) abführend, da sie vom Körper unverdaut ausgeschieden werden. [72, 74]

Das häufig auftretende Problem einer Laktoseintoleranz nach bariatrischen Operationen kann akut oder chronisch auftreten. Alternativ können den Patienten laktosefreie Milch und Sojamilch sowie daraus hergestellte Produkte vorgeschlagen werden. [80]

Auch harte und klebrige Nahrungsmittel können zu Problemen führen. [80] Aus Erfahrungsberichten ist zusätzlich bekannt, dass nach dem Verzehr von Spaghetti, Reis, Vollkornprodukten und grünem Salat gastrointestinale Beschwerden auftreten können. [46, 50, 70]

Den Patienten soll abgeraten werden, immer wieder dieselben Nahrungsmittel zu essen, die sie schlecht vertragen haben - besonders in einem kurzen Zeitabstand. Dies kann zu Übelkeit und /oder Erbrechen sowie in weiterer Folge zu Dehydration und insgesamt zu einem schlechten Allgemeinzustand führen. „Problemnahrungsmittel" sollen daher zumindest ein Monat vermieden werden, bevor sie in den Diätplan der Patienten wieder aufgenommen werden. [80]

Ferner ist zu beachten, dass die verzehrten Mahlzeiten nicht zu kalt oder zu heiß sind. [72]

➔ 6. Einhalten einer kalorienbewussten Ernährung
Es muss darauf geachtete werden, dass die Patienten eine ausgewogene Reduktionskost konsumieren. [46, 47, 64] Vor allem auf fette und stark gesüßte Speisen soll verzichtet werden, da diese eine Gewichtsreduktion negativ beeinflussen und zu postprandialen Problemen führen können. So kann es nach dem Verzehr von fetten Speisen, durch die verminderte Aufspaltung des Fettes in der Nahrung zu Diarrhoen und Steatorrhoe kommen. [46, 47]

Außerdem kann die Zufuhr von isolierten Kohlenhydraten zu einem Dumping-Syndrom führen. [46, 52]

➜ 7. Auf hygienisch einwandfreies Essen achten
Aufgrund der verminderten Salzsäureproduktion soll Obst und Gemüse gründlich gewaschen und eventuell geschält werden. Fleisch, Fisch und Eier dürfen nur im gegarten Zustand mit ausreichender Kerntemperatur (75° C) verzehrt werden und bei Eiern ist zusätzlich auf eine unbeschädigte Schale zu achten. Auch das Haltbarkeitsdatum von Nahrungsmittel muss von den Patienten beachtet werden. [72, 74]

➜ 8. Einsatz von vitaminreicher Nahrung
Durch die restriktive Komponente beim RNYGB kommt es zu einer Reduktion der Essensmenge und somit zu einer Einschränkung in der Zufuhr von Vitaminen und Mineralstoffen. Darüber hinaus kommt es durch die malabsorptive Komponente zu einer verminderten Aufnahme dieser bereits in geringerem Maße aufgenommenen Stoffe. Insofern muss bei den Lebensmitteln auf eine hohe Nährstoffdichte geachtet werden. [46]

➜ 9. Verzehr von drei bis fünf bzw. sechs Mahlzeiten pro Tag
Ein ständiges Essen von Zwischenmahlzeiten und Snacks soll vermieden werden, da ansonsten zu viel Energie aufgenommen wird und eine andauernde Insulinstimulation den Abbau der Fettdepots verhindert. [44, 46, 64] Die Mahlzeitenzufuhr soll dennoch regelmäßig erfolgen, da es sonst zu einer Gewichtsstagnierung kommen kann. [64, 65]

➜ 10. Beachtung der Selbstdisziplin
Gelegentlich essen die Patienten trotz Sättigungsgefühls weiter. Dies ist entweder auf alte Gewohnheiten oder Unvermögen der Selbstkontrolle zurückzuführen. Schließlich kommt es zu Erbrechen der Mahlzeit und dies kann langfristig angewendet zu einer Verhaltensstörung führen. In diesem Fall muss eine Verhaltenstherapie eingeleitet werden. [46]

Nach den Empfehlungen der SAGES, sollen die Patienten durch Diätologen dahingehend beraten werden, dass sie kleine, häufige Mahlzeiten mit hohem Protein- und niedrigem Kohlenhydratgehalt essen sollen. [51] Ähnlich wie in den Richtlinien der AACE /TOS /ASMBS beschrieben wird, wonach ab der weichen Ernährung beim Kostaufbau immer zuerst die Eiweißkomponente einer Mahlzeit gegessen werden soll, vertritt auch E. Parkes die

Empfehlung, dass proteinreiche Lebensmittel zuerst verzehrt werden sollen. [52, 80] In beiden Publikationen ist dafür jedoch keine Begründung enthalten.

Innerhalb von 3-5 Wochen lernen die Patienten meist ihre Nahrungszufuhr der neuen Situation anzupassen. Manche Patienten können diese Ernährungsempfehlung nicht umsetzten und es kommt zu Komplikationen. [44] Damit dies nicht der Fall ist, sind folgende Aspekte in der Ernährungstherapie nach adipositaschirurgischen Maßnahmen zielführend [50]:

- ✓ Kontrolle des Zahnstatus
- ✓ Ausarbeitung und individuelle Abwandlungen von möglichen Tagesspeiseplänen
- ✓ Richtlinien für den Verzehr von Nahrungsmitteln, die täglich oder zumindest wöchentlich gegessen werden sollen
- ✓ Tägliche Ernährungsvisiten während des stationären Krankenhausaufenthaltes
- ✓ In weiterer Folge regelmäßige ambulante Ernährungsnachbetreuungen

5 Proteinsupplemente bei RNYGB

5.1 Allgemeine Empfehlungen zur Supplementierung bei RNYGB

In der Literatur ist die Langzeitbetreuung und somit der regelmäßige Einsatz von Supplementen nach RNYGB-Operationen oft sehr detailliert beschrieben, jedoch wird in vielen Publikationen [z. B. 43, 44, 46, 51, 56, 63, 65, 66, 68, 69, 70, 71, 75, 76] nur auf Vitamin-, Mineralstoff- und Spurenelementsupplemente eingegangen. Auch die Substitution von Vitamin B12 per intramuskuläre Injektion ist häufig beschrieben. [46] Hingegen wird die Möglichkeit eines Proteinmangels bzw. der Einsatz von Eiweißsupplementen bei diesem adipositaschirurgischen Verfahren nur sehr selten aufgelistet.

Durchaus gibt es auch Referenzen [z. B. 6, 44, 52, 55, 64, 73], die darauf hinweisen, dass langfristig nach RNYGB-Operationen Nährstoffdefizite an Vitaminen, Mineralstoffen und Eiweiß auftreten können. Sie beschreiben, dass diese als Folge der unzureichenden Zufuhr von Makro- und Mikronährstoffen mit der Nahrung bzw. aufgrund von Digestion- und Resorptionsbeeinträchtigungen auftreten und das Defizit substituiert werden soll.

Abgesehen von diesen Fakten, soll bedacht werden, dass Adipositas nicht selten mit Mangelernährung verbunden ist und die Patienten somit bereits vor der Operation an Defiziten leiden. [61, 90] Diese sind, durch die etabliert diagnostischen Marker, die sich am Körpergewicht bzw. BMI oder Taillenumfang orientieren, weder offensichtlich noch erkennbar. Nährstoffdysbalancen und Mikronährstoffmängel manifestieren das Ernährungsproblem. [61] So wird beispielsweise davon ausgegangen, dass bei bis zu 80 % der Patienten bereits präoperative Vitamin- und Mineralstoffdefizite vorliegen. [76] Ursache dafür ist eine hyperenergetische Ernährungsweise, bei der energiedichte, aber nicht qualitativ hochwertige Nahrungsmittel konsumiert werden. [61] Ein preoperativer Proteinmangel ist, in veröffentlichten Studien, zwar sehr selten, trotzdem muss dieser in Betracht gezogen werden. [104] Um die Nährstoffdefizite zu bekämpfen wäre die Etablierung adäquater diagnostischer Hilfsmittel und Therapieansätze notwendig. [61] Beispiel dafür ist ein umfangreiches individuelles Ernährungsscreening und eine anschließende Ernährungsberatung, vor der Operation, um mögliche Defizite dadurch auszugleichen. Demzufolge sollen die Patienten vier bis sechs Wochen vor der Operation 100 % der empfohlenen Menge an Proteinen, Vitaminen und Mineralstoffen konsumieren. [61, 77, 79, 90]

Durch diese präoperative Ernährungstherapie können weitere gesundheitsgefährdende und klinisch relevante Mangelzustände gelindert werden und diese sind v. a. dann zu erwarten, wenn innerhalb kurzer Zeit drastisch Gewicht reduziert wird, was nach einem bariatrischen Eingriff der Fall ist. [45, 61]

Im anschließenden Kapitel werden die aktuellen Studien bezüglich eines Proteinmangels nach RNYGB angeführt, wobei teilweise eine Bezugnahme auf den ersten Teil des Buches erfolgt.

5.2 Hermeneutische Erfassung eines möglichen Eiweißmangels und dessen Supplementierung

5.2.1 Studienergebnisse in Bezug auf Laborparameter

Einige Referenzen weisen darauf hin, dass Proteindefizite, die anhand einer Hypoalbuminämie diagnostiziert wurden, hauptsächlich bzw. häufig bei Biliopankreatischer Diversion mit oder ohne Duodenal Switch sowie distalen Magenbypass und nur selten bei RNYGB (proximalen Magenbypass) auftreten. [52, 77, 79, 80, 88, 90, 91, 93, 100]

In der Literatur sind Vergleiche von verschiedenen Studien, bezüglich eines möglichen Eiweißmangels bei Magenbypass, zu finden. [77, 78, 100] Die Ergebnisse aus den Übersichtsarbeiten sind in Tabelle 9 ersichtlich.

Tab. 9: Magenbypass und die mögliche Entwicklung eines Nährstoffmangels [eigener Entwurf]:

Studie	Roux limb[1]	Anzahl der Teilnehmer	Nachbetreuung, Monate (Median)	Art der Studie	% = Eiweißmangel-Rate
R. E. Brolin et al. [117]	Standard RNYGB[2]	45	43	Prospektiv	0 %
F. Kalfarentzos et al. [92]	Standard RNYGB	38	17	Case series[3]	0 %
	Distaler Mby[4]	17	14		5,8 %
G. Skroubis et al. [94]	60-80 cm	55	24	Case series	0 %
	k. A.[5]		48		0 %
	k. A.		60		
	Standard RNYGB	79	12	Retrospektiv	1,3 %

In den Studien wurde ein Eiweißdefizit durch das Auftreten einer Hypoalbuminämie mit einem Serumalbumin-Spiegel von < 3 bzw. < 3,5 g/dl erläutert. [77, 78, 100] R. E. Brolin et al. detektierten in ihrer prospektiven Studie kein Eiweißdefizit bei RNYGB. [117] In der Publikation von F. Kalfarentzos et al. betrug die Rate eines Eiweißmangels 5,8 % beim distalen Magenbypass, hingegen 0 % nach „Standard"-RNYGB. [92] Eine 1,3 %ige Häufigkeit von Hypoalbuminämie nach RNYGB entdeckte G. Skroubis et al. in einer Studie an 79 Patienten. [94] Zusammenfassend kann gesagt werden, dass es bei einem RNYGB nicht bzw. relativ selten zu diesen Komplikationen kommt, solange die Länge der alimentären Schlinge 150 cm nicht überschreitet. [77]

---
[1] Roux limb = alimentäre Schlinge [78]
[2] wie in Kapitel 3.1.1. beschrieben, ist bei einem Standard-RNYGB der alimentäre Schenkel zwischen 100-150 cm lang
[3] Case series = Eine Gruppe oder eine Reihe Fallberichte von Patienten mit ähnlicher Therapie. Berichte von Fallserien enthalten normalerweise detaillierte Informationen über die individuellen Patienten. [116]
[4] Magenbypass (Mby),
[5] keine Angabe (k.A.)

J. Faintuch et al. führte eine Studie an 236 Patienten mit RNYGB durch und berichtete, dass 4,7 % (bzw. 11 Patienten) der Patienten eine schwere Proteinmalnutrition erlitten. Diese Defizite traten innerhalb von zwei Jahren postoperativ auf. Anzumerken ist, dass bei mehr als der Hälfte der Patienten diese Mängel in Kombination mit postoperativen Komplikation (wie beispielsweise Stenosen, Erbrechen oder Entzündungen und Inflammationen, ...) auftraten und die Ernährungsproblematiken mit großer Wahrscheinlich darauf zurückzuführen sind. [93]

M. Shah et al. beschreiben, dass Eiweißdefizite (bzw. Hypoalbuminämie) seltener als andere Nährstoffmängel bei RNYGB auftreten. [78]

Laut R.A. Weiner et al. machen Proteinmalnutritionen 5 % der Mangelerscheinungen bei einem Magenbypass aus. [91]

Die Autorin weist darauf hin, dass (wie bereits in Kapitel 2.3.8. beschrieben) die alleinige Erhebung von Laborparametern bzw. nur die Analyse des Serumalbumins bei einem starken Gewichtsverlust als Indikator für einen Proteinmangel unzureichend ist. Bei einer Hypoalbuminämie und manifesten klinischen Symptomen eines Eiweißmangels kann bereits von einer schweren Proteinmalnutrition gesprochen werden. [93]

5.2.2 Studienergebnisse in Bezug auf anatomische und physiologische Veränderungen durch die RNYGB-Operation

Wie bereits im ersten Teil des Buches erwähnt (siehe Kapitel 2.2.2. und 2.3.7.), haben adipositaschirurgische Patienten, aufgrund der katabolen Reaktion auf die bariatrische Operation, einen erhöhten Proteinbedarf. Dadurch kann die Gefahr, ein Eiweißdefizit zu entwickeln, verringert werden. [98]

In weiterer Folge können metabolische und ernährungsbezogene Komplikationen u. a. auf den starken postoperativen Gewichtsverlust zurückgeführt und in den meisten Fällen durch eine gute Beratung der Patienten verhindert werden. Außerdem sind die Komplikationen auf die operativ hervorgerufenen, anatomischen Veränderungen des Gastrointestinaltraktes zu begründen. [79] In Abbildung 6 ist nochmals gut erkennbar, welche pathophysiologischen Mechanismen bei einem RNYGB zu einem Proteinmangel führen:

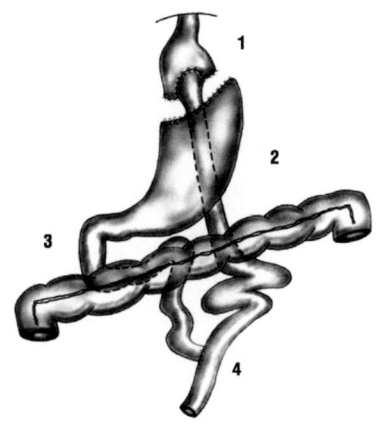

add. Abb. 5:
1. *Verminderte Nahrungsaufnahme*
2. *Verringerte Magensaftsekretion*
3. *Ausschluss des distalen Magen, des Duodenum und proximalen Jejunum*
4. *Asynergie zwischen Bolus und biliopankreatischen Sekreten*

Abb. 5: Pathophysiologische Mechanismus beim RNYGB [77]:

Die Restmagengröße soll einen entscheidenden Einfluss auf die Entwicklung einer Proteinmalnutrition ausüben, da diese Langzeitkomplikation bei Sleeve Gastrectomie weitaus seltener auftritt. [91] Für die verminderte Proteinaufnahme können außer der restriktiven Komponente des RNYGB eine Aversion gegen Fleisch, Kaubeschwerden oder Eiweißintoleranzen vorkommen. Wie oben bereits erwähnt, beschreibt C. P. Bernert, dass 50 % der Protein-Resorption im Duodenum und die restliche in tieferen Verdauungsabschnitten stattfindet. Somit darf die malabsorptive Komponente des RNYGB nicht außer Acht gelassen werden. [77, 80]

Ein weiterer Risikofaktor besteht darin, dass Patienten eine mangelhafte Compliance im Umgang bzw. im Einsatz von Nahrungsergänzungsmitteln und Eiweißsupplementen, diätetischen Modifikationen ihres Speiseplans sowie klinischen Nachuntersuchungen aufweisen können. [79, 80]

5.2.3 Studienergebnisse in Bezug auf die Entwicklung einer „Eiweißintoleranz"

Um die Mangelernährung von postoperativen Chirurgiepatienten aufzuzeigen führten die plastischen Chirurgen S. Agha-Mohammadi und B. Chir eine umfangreiche Literaturrecherche durch. Laut den Verfassern deuten die aktuellen Daten darauf hin, dass viele postbariatrische Chirurgiepatienten u. a. eine Protein-Kalorie-Malnutrition aufweisen. Grund dafür ist bei

RNYGB v. a. eine Proteinintoleranz, die wiederum (wenn keine geeigneten alternativen Proteinquellen eingesetzt werden) zu einem Proteindefizit führt. [103]

Die AACE befassen sich in ihren Leitlinien ebenfalls mit dem Proteinschwund des Körpers nach RNYGB-Operationen und beschreiben, dass die Proteinmalnutrition die schwerste und die am meisten ernstzunehmende Komplikation der Makronährstoffe bleibt, die mit malabsorptiven Verfahren assoziiert ist. Nach dieser Operation werden meistens eiweißarme Speisen verzehrt. Dieser Umstand wurde hauptsächlich drei bis sechs Monate nach dem Eingriff entdeckt und ist vor allem auf die Entwicklung von Intoleranzen für proteinreiches Essen zurückzuführen. [52, 98] Auch 17 % der Patienten leiden an einer persistierenden Intoleranz auf eiweißreiche Nahrungsmittel und dies reduziert ihre Aufnahme von Eiweiß auf weniger als 50 % der empfohlenen täglichen Proteinzufuhr. Die meisten Nahrungsmittelunverträglichkeiten klingen nach den ersten zwölf Monaten postoperativ ab. Selbst wenn bei Patienten, die Nahrungsmittelunverträglichkeit komplett verschwindet, erreichen sie die täglich empfohlene Proteinzufuhr oft nicht. Infolgedessen wird empfohlen postoperativ Eiweißsupplemente einzusetzen. [52]

Auch bei anderen Autoren werden Nahrungsmittelunverträglichkeit bzw. eine Eiweißintoleranz beschrieben, wobei an erster Stelle Fleisch[1] und Fleischwaren aufgelistet sind. [70, 79, 98, 103]

Es wird von der Autorin betont, dass die Patienten mit Eiweißintoleranzen (v. a. gegen Fleisch) sich nach einer lacto- oder ovolactovegetabilen Kost ernähren. In Kapitel 2.3.5. ist nachzulesen, dass Erwachsene bei diesen Ernährungsformen ausreichend mit essentiellen Aminosäuren versorgt sind. Dies trifft allerdings nur dann zu, wenn eine empfohlene Protein- und eine adäquate Energiemenge konsumiert werden. Nach den Ergebnissen dieser und weiterer Studien, ist dies bei RNYGB, bis zu einem Jahr postoperativ, nicht der Fall.

---

[1] Häufigkeit von Nahrungsmittelunverträglichkeiten in einer Studie: Fleisch (n = 19), Reis-Brot-Teigwaren (n = 9), Gemüse (n = 3), Eier (n = 5), Milchprodukte (n = 2), Süßigkeiten (n =1) und Obst (n = 1). [98]

5.2.4 Studienergebnisse in Bezug auf die Energie- und Eiweißaufnahme

Die Verfasser der ASMBS Guidelines deuten darauf hin, dass alle postoperativen RNYGB-Patienten dem Risiko ausgesetzt sind, eine primäre Proteinmalnutrition und /oder eine Protein-Energie-Malnutrition zu entwickeln, da diese im Zusammenhang mit einer verminderten oralen Aufnahme steht. Diese kann sich u. a. durch aktuelle Ereignisse wie Nahrungsmittelunverträglichkeiten, lang anhaltendes Erbrechen, Diarrhoe, Angst vor Gewichtszunahme, Depression, ... ergeben. [104]

RNYGB-Patienten konsumieren im ersten postoperativen Jahr häufig < 1.000 kcal /d. [48, 98, 103, 105] Zusätzlich ist wenige Monaten nach der Operation die Energieaufnahme noch weitaus geringer. In der konservativen Therapie spricht man bei dieser niedrigen Energiezufuhr von einer „very-low-calory-diet" bzw. drastisch kalorienreduzierten Diät. Dabei ist das hohe Risiko eines Proteinkatabolismus bekannt und eine entsprechende Eiweißzufuhr muss gewährleistet werden. [98, 105] Der Organismus vieler Patienten befindet sich postoperativ in diesem „Fastenstoffwechsel" und der Proteinmangel wird durch die Magenresektion, Magensäureverminderung, Proteasenreduktion und die Darmverkürzung noch gesteigert. Folge davon ist eine erhebliche Verminderung der Muskelmasse, die sich durch Bioimpedanzanalyse (BIA) nachweisen lässt. Zusätzlich leiden die Patienten an Haarverlust und Schwäche. [105]

In der Studie von V. Moize et al. fand bei den Patienten eine Erhöhung von 849 ± 329 kcal im dritten Monat auf 1101 ± 400 kcal im zwölften Monat statt. [98]

Die Eiweißaufnahme erhöhte sich ebenfalls von 45,6 ± 14,2 im dritten auf 58,5 ± 17,1 g im zwölften Monat. Diese Eiweißzufuhr wurde prozentuell mit einem niedrigen und einem erhöhten Proteinaufnahmeziel verglichen. Das erhöhte Proteinaufnahmeziel basierte auf den Leitlinien der Reduktionskost mit 1,5 g /kg Ideal Body Weight (IBW) und die Auswertung ergab: 55,1 ± 23,0 % im dritten und 73,5 ± 38,0 % im zwölften Monat. Insofern blieb die Proteinaufnahme, trotz signifikantem Anstieg, nach zwölf Monaten deutlich unter der täglich empfohlenen Leitlinie für eine Reduktionskost. Das niedrigere Proteinaufnahmeziel von 0,8 g/kg IBW (nach Recommended Dietary Allowances (RDA)) wurde von den Teilnehmern besser erreicht (von 97 % im dritten stieg diese auf 128 % im zwölften Monat an). Ferner war die Eiweißzufuhr der Patienten, die eine Proteinintoleranz angaben, im zwölften Monat deutlich geringer, als beim Rest der Patienten. Trotz des Anstieges veränderte sich, während des ersten Jahres, der Prozentsatz der Makronährstoffe (bezogen auf die GEM) nicht signifikant und der prozentuelle Proteingehalt der Ernährung betrug im Mittel 24,4 %. [98]

Infolge der Ergebnisse konsumieren postoperative RNYGB-Patienten eine unzureichende Menge an Protein in Gramm. Es besteht die Annahme, dass dies u. a. auf das Auftreten einer Proteinintoleranz zurückzuführen ist. An dieser Stelle soll darauf hingewiesen werden, dass es trotz dieser Studienergebnissen, zu keiner signifikanten Verminderung bzw. Veränderung der Laborwerte des Serumalbumins gekommen ist. [98]

Um die aktuelle diätetische Aufnahme während dem ersten postoperativen Jahr an weiblichen RNYGB-Patienten zu dokumentieren, wurde von M. C. G. Dias et al. eine prospektive Studie durchgeführt. Um an der Studie teilzunehmen, durften die Patienten keine Komplikationen wie Sepsis, Schock, Koma, psychische Probleme… aufweisen. Die Wissenschaftler kamen zu den Ergebnissen, dass die häufigsten gastrointestinalen und systemischen Probleme Nausea, Erbrechen, Haarverlust, Schwäche, Bauchschmerzen, Schwindel und allgemeines Unwohlsein waren. Die tägliche Energieaufnahme betrug bei der ersten Analyse im dritten postoperativen Monat 529,4 ± 47,4 und stieg im zwölften Monat auf 866,2 ± 95,1 kcal /d an. Demzufolge konsumierten die Patienten auch nach einem postoperativen Zeitabstand von einem Jahr eine sehr geringe Energiemenge. [89]

Bei der Analyse der prozentuellen Aufteilung in Kohlenhydrate, Eiweiß und Fett kam es zu keiner statistischen Differenz zwischen den einzelnen Perioden. Der Prozentsatz zeigte Ähnlichkeiten mit jenem bei normalem Ernährungsverhalten. Der Proteingehalt betrug im dritten ca. 18 % und im zwölften Monat ca. 21 % der GEM. [89]

Infolgedessen konnten die Patienten die Standardempfehlungen u. a. für die Zufuhr von Energie und Eiweiß in g, bis zum Ende des ersten postoperativen Jahres, nicht erreichen. [89] M.C.G. Dias et al. verglichen diese Resultate mit drei weiteren Studien. Diese kamen ebenfalls zu den Ergebnissen, dass während dieser Periode die Energie- und Proteinaufnahme deutlich unter den RDA liegen [95, 96, 97]. Somit konnten M. C. G. Dias et al. das Risiko für postoperative Unterernährung nachweisen, welches bis zu einem Jahr besteht, während eine spontane Verbesserung der Nahrungsaufnahme nur langsam und uneffizient stattfindet. [89]

In der Studie von G. C. Fernanda et al. wurde anhand von 24-h-Protokollen berechnet, ob bei RNYGB-Patienten die empfohlenen Zufuhr lt. „Dietary Reference Intake (DRI) for healthy adults" erreicht wurde. An den Resultaten ist zu erkennen, dass der Median der Proteinaufnahme bis zum neunten postoperativen Monat unter 100 % liegt (75,6 % im dritten Monat stieg auf 115,1 % im neunten Monat). Laut G. C. Fernanda et al. waren dies zufrieden stellende Ergebnisse. [101]

Außerdem beschreiben die Verfasser, dass die Patienten, trotz der „angemessenen" Proteinaufnahme, Symptome eines Eiweißmangels in der klinischen Praxis zeigten. G. C. Fernanda et al. führen dieses Phänomen darauf zurück, dass nur 57 % der aufgenommenen Proteine resorbiert wird (siehe Kapitel 3.3.). [101]

An dieser Stelle soll angemerkt werden, dass die prozentuelle Proteinaufnahme lt. DRI für den gesunden Erwachsenen berechnet wurde. Der Referenzwert dafür lautet 0,8 g Eiweiß/kg KG/d. [102]. Wie in Kapitel 2.2.2. und 2.3.6. beschrieben, muss jedoch bei morbid adipösen Patienten für die Berechnung der Energie- und Eiweißaufnahme das adaptierte Körpergewicht ermittelt werden.

S. Baumgartner wertete prä- und postoperative Drei-Tages-Ernährungsprotokolle von Patienten aus und kam zu folgenden Ergebnissen (Tabelle 10 und 11) [70]:

Tab. 10: Präoperative Patientengruppe, Aufnahme an Energie und Eiweiß [70]:

	Minimum	Maximum	Mittelwert	Standardabweichung
Energie in kcal	1422	3583	2434,57	867,52
Ew[1] in g	54	184	99,53	42,63
Ew in % der GEM	12	22	16,43	3,21
F[2] in % der GEM	36	46	42,86	3,48
Kh[3] in % der GEM	35	49	40,29	4,54

Die durchschnittliche prozentuelle Eiweißaufnahme bezogen auf die Gesamtenergiemenge liegt mit 16 % unter den Empfehlungen für die Reduktionskost und über den Empfehlungen für die gesunde Ernährung. (siehe Kapitel 2.3.6.)

---

[1] Eiweiß (Ew)
[2] Fett (F)
[3] Kohlenhydrate (Kh)

Tab. 11: Postoperative Patientengruppe, Aufnahme an Energie und Hauptnährstoffen [70]:

	Minimum	Maximum	Mittelwert	Standardabweichung
Energie in kcal	509	2431	1272,5	424,4
Ew in g	20	94	53,93	21,02
Ew in % der GEM	10	34	17,67	5,82
F in % der GEM	26	47	38,39	6,24
Kh in % der GEM	25	53	42,67	7,8

Bei der prozentuellen Eiweißaufnahme, bezogen auf die Gesamtenergiemenge, ist zu erkennen, dass das Minimum mit 10 % deutlich unter und der Mittelwert mit 17,67 % ebenfalls unter den Empfehlungen für die Reduktionskost liegt. Beachtenswert ist auch das Minimum der Proteinaufnahme mit 20 g bzw. der Mittelwert mit 53,93 g, da das Minimum weit unter bzw. der Mittelwert knapp über den Empfehlungen für eine drastisch kalorienreduzierte Ernährung (mind. 50 g Ew /d) liegt. Diese darf allerdings maximal vier bis sechs Wochen eingehalten werden und die Operation liegt bei den untersuchten Patienten bereits eineinhalb bis drei Jahre zurück. (siehe Kapitel 2.3.6.)

Auch S. Baumgartner kommentiert in ihrer Schlussfolgerung den Vergleich der prä- und postoperativen Stichprobe, wonach sehr signifikante Unterschiede u. a. in der Aufnahme an Eiweiß (in Gramm) bestehen. [70]

Die Ergebnisse dieser Studien können mit den anschließenden Resultaten, der empirischen Arbeit dieses Buches (siehe Kapitel 6.3.), verglichen werden.

5.2.5 Studienergebnis in Bezug auf Bioimpedanzanalyse

S. Wiener berichtet in ihrer Diplomarbeit anhand von BIA-Messungen, dass der Gewichtsverlust der Patienten bei 21,96 ± 8,03 kg lag (wovon 5,08 ± 3,64 kg fettfreie Masse[1] und 16,89 ± 6,40 kg Fett-Masse waren). Somit ist zu erkennen, dass bei den Patienten, neben dem Abbau von Fettgewebe, ein massiver Muskelabbau stattfand. [71]

---

[1] Unter der fettfreien Masse wird die Magermasse verstanden und zu dieser zählen vor allem die Muskulatur, die Organe, das Skelettsystem und das zentrale Nervensystem. [71]

Außerdem kam S. Wiener zu dem Entschluss, dass der ECM /BCM[1]-Index anstieg und der Phasenwinkel sank. Grund für einen ansteigenden ECM /BCM-Index kann u. a. eine Katabolie der Körperzellmasse sein. Im Gegensatz dazu sinkt der Phasenwinkel bei schlecht ernährten Zellen oder nicht trainierten Muskelzellen. Beide Werte sind wichtige Übersichtsparameter bezüglich des Ernährungs- und Trainingszustandes und beide tendieren zur negativen Seite. Infolgedessen können die Patienten nicht als mangelernährt bezeichnet werden, bewegen sich aber in diese Richtung. [77]

Diese Werte verglich S. Wiener durch eine hermeneutische Literaturrecherche mit Studien und kam zu dem Entschluss, dass die Ergebnisse relativ ähnlich sind. Aufgrund dieser Resultate gibt sie an, dass Handlungsbedarf besteht. Sie vermutet, dass dem massiven Muskelabbau durch eine adäquate Eiweißzufuhr und entsprechende Bewegungstherapie entgegenzuwirken ist. Laut S. Wiener gibt es in der Literatur dazu bisher noch keine Untersuchungen und ihre Arbeit könnte als Grundlage für die Erarbeitung eines Ernährungskonzeptes dienen. [71]

5.2.6 Zeitraum für das Auftreten von Eiweißdefiziten

Als Auslöser für ein Proteindefizit gilt hauptsächlich eine unzureichende Proteinaufnahme in der frühen postoperativen Periode, bevor die adaptierte Veränderung im Dünndarm stattgefunden hat [79, 98] In der Literatur ist beschrieben, dass vor allem während des ersten Jahres, bevor die Patienten sich den neuen Gegebenheiten angepasst haben, die Kombination aus restriktiver und malabsorptiver Komponente beim RNYGB zu einer Unterernährung führen kann. [89, 98, 99, 101]

In der von J. Wardé-Kamer et al. untersuchten Periode mit 30 ± 8 Monaten nach der RNYGB-Operation, und somit einem größeren postoperativen Zeitintervall, kam es bei den Patienten zu einer deutlichen Zunahme der Kalorien- und Eiweißaufnahme. So betrug die tägliche Energieaufnahme 1733 ± 630 kcal mit 22 % der Kalorien an Eiweiß. Die Proteinzufuhr betrug 1,7 g /kg IBW oder 1 g /kg aktuellen Body Weight (BW). [99] Dies ist darauf zurückzuführen, dass im Laufe der Zeit, die Steigerung der Nahrungszufuhr mit der Zunahme der Pouchgröße und der Abnahme der Nahrungsmittelunverträglichkeiten (s. o.) positiv korreliert. [98, 99]

---

[1] BCM = Körperzellmasse; ECM = extrazelluläre Masse [70]

5.2.7 Folgen einer Mangelernährung

Kapitel 2.3.7. beschreibt, dass zur Erfassung eines Proteinmangels primär die Symptomatik des Patienten entscheidend ist.

Etliche Patienten machen bei Kontrolluntersuchungen die Angabe, dass sie unter brüchigen Haaren und Fingernägel, Haarausfall, chronischer Müdigkeit, Infektanfälligkeit, Nervosität und Reizbarkeit, Schlafstörungen bzw. Schlaflosigkeit, verminderter Konzentrationsfähigkeit, Kopfschmerzen und Muskelkrämpfe leiden. [70] Für einige dieser Symptome kann u. a. ein Proteinmangel verantwortlich gemacht werden (siehe Kapitel 2.3.7.).

Spezifische Zeichen und Symptome einer Proteinmalnutrition und Protein-Kalorie-Malnutrition nach bariatrischen Operationen können weiters sein [79]:

- ✓ Ödeme (Kwashiorkor)
- ✓ Muskelschwund (Marasmus)
- ✓ Schwere Steatorrhoe und /oder Diarrhoe
- ✓ Massiver Gewichtsverlust (entweder über das festgelegten Ziel hinaus oder zu schnell)
- ✓ Erniedrigte oder sinkende viscerale Protein-Marker (z. B. Albumin und Prealbumin)

Sobald ein gewisses Plateau an Gewichtsverlust erreicht wird, unterziehen sich viele Patienten einem plastisch chirurgischen Eingriff. Besteht zur Zeit des Eingriffes (noch immer) ein Nährstoffdefizit, so kann es zu peri- und postoperativen Komplikationen kommen. Eiweiß hat neben anderen Nährstoffen einen entscheidenden Einfluss auf die Wundheilung und das Immunsystem. Eine Malnutrition führt zu Wundinfektionen und /oder verzögerte Heilung und somit zu postoperativen Komplikationen. [103]

5.2.8 Prävention eines möglichen Eiweißdefizites

→ Monitoring und Laboruntersuchungen

In der Literatur wird ein regelmäßiges und häufiges Monitoring im ersten und zweiten Jahr nach der Operation empfohlen. Dieses soll in größeren Zeitabständen lebenslänglich fortgesetzt werden. Bei der dabei erfolgenden Blutuntersuchung muss u. a. das Serumalbumin und Serumprealbumin untersucht werden. [79]

➔ Ernährungstherapie

Auch C. P. Bernert kam zu dem Entschluss, dass Proteinmängel eine selten Komplikation von RNYGB-Operationen ist, sie jedoch die Zunahme von ernsten und bedeutenden Morbiditäten und Mortalitäten fördern könne. Daher empfiehlt der Wissenschaftler, dass eine Prävention sowie eine Nachuntersuchung des Ernährungsstatus essentiell sind. [77]

Die Prävention des Eiweißmangels beinhaltet einerseits regelmäßige Erhebungen der Proteinaufnahme und andererseits die Motivierung der Patienten dazu proteinreichen Lebensmittel und Eiweißmodule zu verzehren. [52]

In den ASMBS Guidelines und wird auf die „traditionelle" Proteinaufnahme durch magere Eiweißprodukte mit hoher Qualität großer Wert gelegt. [104] Auch A. M. Wolf empfiehlt, dass die Patienten auf eine hohe biologische Wertigkeit und somit hohen biologischen Ergänzungswert der Speisen achten sollen, wie es auch im Kapitel 2.3.4. beschrieben steht. [90]

Laut anderer Referenzen soll den Patienten die Erhöhung ihres Fischkonsums geraten werden, da Fisch besser toleriert wird als Fleisch. Auch bei einem Dumping-Syndrom kann den Patienten nahe gelegt werden, dass sie u. a. ihre Eiweißaufnahme erhöhen sollen. [78] S. S. Malinowski empfiehlt beim Auftreten einer Eiweißintoleranz, dass die Patienten alternative Eiweißquellen (z. B. Milch und Milchprodukte, Eier, Fisch und Geflügel) konsumieren sollen. [79]

Mehrmals wird in der Literatur die postoperative Einnahme von Proteinsupplementen, in Form von flüssigen oder pulverisierten Modulen, als Standardmaßnahme bei RNYGB aufgelistet. [52, 55, 64, 79, 90, 91, 104]

V. Moize et al. betonen, dass die Proteinsupplementierung bei RNYGB in Zukunft mehr Berücksichtigung erfordert und diese vor allem in der ersten Periode nach der Operation ernsthaft eingesetzt werden sollen. Dadurch kann eine langfristige Proteinaufnahme und somit der Erhalt der fettfreien Körpermasse gewährleistet werden. [98] Auf den Einsatz von Eiweißmodulen wird im anschließenden Kapitel 7.2. näher eingegangen.

5.2.9 Maßnahmen bei Auftreten eines Proteindefizites

Wird eine Proteinmalnutrition diagnostiziert, soll bei milden bis moderaten Fällen eine ernährungsmedizinische Beratung stattfinden und anschließend auf die tatsächliche Nahrungszufuhr des Patienten geachtet werden. Die Patienten sollen dazu ermutigt werden ihren Kalorien- und Eiweißbedarf zu erreichen bzw. ihre Proteinaufnahme zu steigern. Außerdem soll eine Eiweißsubstitution mit Protein-Konzentraten erfolgen. In weiterer Folge sind konsequente sowie regelmäßige klinische Nachbetreuung mit häufigem Monitoring notwendig. [41, 79, 88, 91, 100]

Nach J. Faintuch et al. erfolgt die Therapie einer schweren Proteinmalnutrition durch eine orale und /oder enterale und /oder parenterale Ernährung, wobei die Energie und Nährstoffe wie hier aufgelistet zugeführt werden: 1,5 g/kg BW[1]/d Protein, 25 kcal/kg BW/d Energie, 10 % der GEM an Fett. [93]

In Extremfällen kann eventuell eine parenterale Substitution notwendig sein, dies tritt jedoch nur selten nach RNYGB ein. Somit soll ein ernährungstherapeutischer Ausgleich erreicht werden bevor elektive Eingriffe in Erwägung gezogen werden. [47, 52, 79, 91] R. D. Blommberg et al. und J. Faintuch et al. sprechen in ihren Arbeiten von einer drei wöchigen totalen parenteralen Ernährung, um das akute Problem zu korrigieren. [93, 100]

Wenn bei einem Patienten die parenteralen Ernährung unverzichtbar wird, ist eine Rückoperation und somit eine Verlängerung des Schenkels berechtigt. Dadurch kann die malabsorptive Komponente des adipositaschirurgischen Eingriffes verringert werden. [52]

---

[1] BW = Corrected body weight [93]
Corrected Body Weight = Ideal body weight + 25%

6 Empirische Erfassung eines möglichen Eiweißmangels

6.1 Hintergrund

In Kapitel 5.2.1. ist anhand von Studien beschrieben, dass ein Proteindefizit eine seltene Komplikation bei RNYGB-Patienten ist. Diese Resultate beruhen jedoch auf Laboruntersuchungen des Serumalbumins.

Wie bereits dargestellt werden konnte, sind (lt. ASMBS Guidelines) alle postoperativen RNYGB-Patienten dem Risiko ausgesetzt, eine primäre Proteinmalnutrition und /oder eine Protein-Energie-Malnutrition zu entwickeln, da diese im Zusammenhang mit einer verminderten oralen Aufnahme steht. [104] Bei einer zu geringen Eiweißzufuhr kommt es zum Abbau von körpereigenem Protein. Damit muss ungefähr ab einer Proteinzufuhr von 0,4 – 0,6 g /kg KG /d gerechnet werden, wobei auch die biologische Wertigkeit der Proteine eine entscheidende Rolle spielt. [28, 32]

Diese Tatsachen begründen eine empirische Analyse der Energie- und Nährstoffaufnahme, um die Forschungsfrage des hier vorliegenden Buches beantworten zu können: „Inwieweit muss eine gezielte Eiweißsupplementierung bei RNYGB-Patienten stattfinden, um eine Eiweißmalnutrition, bis ein Jahr nach der Operation, zu vermeiden?"

6.2 Methoden

RNYGB-Patienten, die in der Krankenanstalt Rudolfstiftung operiert wurden und dort in ambulanter Nachbetreuung sind, werden gebeten, für die ambulanten Nachsorge-Termine, Ernährungsprotokolle mitzunehmen. Diese werden u. a. für die Erhebung ihres Ernährungsstatus und die anschließende ernährungsmedizinischen Beratung herangezogen.

Für die genaue Analyse des Ernährungszustands der RNYGB-Patienten wurden die anthropometrischen Daten und Ernährungsprotokolle von 24 Patienten ausgewählt. Von den insgesamt 39 Protokollen stammten 10 aus der 5. postop. Woche bzw. aus dem 1. postop. Monat, 10 aus dem 2. /3. postop. Monat, 8 aus dem 6. /7. postop. Monat, 9 aus dem 8. /9. postop. Monat und 2 aus dem 12. postop. Monat. Von den 39 mehrtägigen Ernährungsprotokollen wurde, für eine durchschnittliche Erhebung des Ernährungszustandes der Patienten, jeweils ein 3-Tages-Durchschnitt der Energie-, Eiweiß-, Fett- und Kohlenhydrataufnahme ermittelt.

Bei Ernährungserhebungen sind ebenfalls saisonale und tagesspezifische Unterschiede zu berücksichtigen, da die Ernährung im Sommer anders als im Winter und an Werktagen anders als am Wochenende erfolgen wird. [119] Dementsprechend wurde, neben den Monatsabständen, darauf geachtet, dass es sich großteils bei den analysierten Tagen um zwei Werktage und einen Tag am Wochenende handelte. Somit sind die tagesspezifischen und saisonalen Unterschiede in den 3-Tages-Durchschnitten integriert.

Ferner wird darauf hingewiesen, dass eine Mahlzeit nicht in die Berechnungen eingeflossen ist, wenn die Patienten diese erbrochen hatten. Verzehrte Proteinsupplemente wurden ebenfalls nicht berechnet bzw. es wurden, anstelle dieser, Vergleichsnahrungsmittel berechnet (z. B. Eiweißriegel ➔ Müsliriegel, fettarme Milch mit Eiweißpulver ➔ fettarme Milch).

Es handelt sich um eine prospektive Ernährungserhebung, bei der der gegenwärtige Nahrungsverzehr der RNYGB-Patienten aufgezeichnet wurde, handelt. Unter Ernährungsprotokolle bzw. Schätzprotokolle[1] ist zu verstehen, dass wie bei der Wiegemethode alle verzehrten Lebensmittel und Gerichte protokolliert werden. Dies erfolgt jedoch ohne abwiegen sondern unter Angabe oder Schätzung der haushaltsüblichen Mengen bzw. Maße. [118, 119]

Durch die ermittelten Resultate der mehrtägigen Protokolle konnte die übliche Ernährung und somit der Ernährungsstatus von RNYGB-Patienten erhoben werden. [119]

„Bei der Erhebung des Ernährungsstatus (Ernährungszustand) wird ein Vergleich zwischen dem Bedarf an Nahrung (an Energie und Nährstoffen) und der Nahrungszufuhr hergestellt. Dies ermöglicht Aussagen darüber, wie gut oder wie schlecht ein Mensch ernährt ist." [118]

Die Nährstoffaufnahme wurde mittels dem Computerberechnungssystem ACON-BKVBLS kalkuliert. Diesem liegt, als Lebensmitteldatenbank, der Bundeslebensmittelschlüssel (BLS) Version II.2 /II.3 zugrunde, der Nährstoffdaten vieler Lebensmittel, Speisen und Getränke enthält. [121] Der BLS ist derzeit die gebräuchlichste und größte Quelle für Lebensmittelinhaltsstoffe in Deutschland und Österreich. Er setzt sich aus unterschiedlichen nationalen und internationalen Nährwerttabellen, Veröffentlichungen von Bundesforschungsanstalten sowie Universitäten und Analysewerten von Firmen zusammen. [120]

---

[1] Ernährungsprotokolle bzw. Schätzprotokolle zählen zu den prospektiven Ernährungserhebungsmethoden. [118, 119]

Neben den Ernährungsprotokollen wurde von den RNYGB-Patienten das Körpergewicht zum Zeitpunkt der Operation, der Gewichtsverlust, das aktuelle Körpergewicht, die Größe sowie der aktuelle BMI erhoben.

Die folgenden Berechnungsschritte basieren auf den Informationen von Kapitel 2.2.. Für den Soll-Ist-Vergleich des Energie- und Eiweißbedarfs wurde das adaptierte Körpergewicht (adapt. KG) der Patienten, pro Monatsabstand, ermittelt. Im 8. /9. und 12. postoperativen Monat betrug der Mittelwert des BMI zwar bereits 29 kg /m^2, trotzdem wurde das adaptierte Körpergewicht und nicht das Soll-Gewicht berechnet, da der Sprung zwischen einem BMI von 22 und 29 kg /m^2 als zu groß betrachtet wurde.

Für die Energiebedarfsberechnung wurde die „Schätzformel zur Ermittlung des Gesamtenergiebedarfs" herangezogen, da es sich in dieser Untersuchung um eine kleine Personengruppe handelte. Insofern ist die Autorin der Meinung, dass bei dieser Gruppe nicht zwischen dem männlichen und weiblichen Geschlecht, Alter und der körperlichen Aktivität differenziert werden soll. Somit wurde für die Berechnung des Energiebedarfs 32 kcal /kg adapt. KG /d (leichte körperliche Tätigkeit) angenommen. Um ein Energiedefizit zu erreichen wurden 500 kcal (lt. mäßig energiereduzierte Mischkost) vom Energiebedarf abgezogen.

Überdies geht die Autorin davon aus, dass in der individuellen Ernährungstherapie der Patienten, die Harris-Benedikt-Formel gut geeignet ist - wobei anstelle des tatsächlichen Körpergewichts das adaptierte Körpergewicht eingesetzt werden soll. Ein durchschnittlicher PAL von 1,4 erscheint dabei als sinnvoll, außer der Patient weist eine höhere bzw. geringere körperliche Aktivität auf. Anschließend soll ebenfalls ein Energiedefizit von ca. 500 kcal von der GEM subtrahiert werden.

Für die Eiweißbedarfsberechnungen (siehe Kapitel 2.3.6.) wurden das Minimum des Eiweißbedarfs - 0,8 g Eiweiß /kg adaptierten KG /d - und der Eiweißbedarf lt. mäßig energiereduzierte Mischkost - 20 % Eiweiß der GEM - herangezogen. Aus den 20 % Eiweiß der GEM wurde berechnet, wie viel g Eiweiß und wie viel g Eiweiß /kg adaptierten KG dieser Prozentsatz ausmacht. Somit ermittelte die Autorin zwei verschiedene Richtwerte für die empfohlene Eiweißzufuhr /kg adaptierten Körpergewicht: 0,8 g Ew /kg adapt. KG/d und 1,3 bzw. 1,2 g Ew /kg adapt. KG/d.

Die berechneten Soll-Werte wurden anschließend mit den Ist-Werten (aus den Ernährungsprotokollen) verglichen und die prozentuelle Abweichung zwischen diesen Werten ermittelt.

Die zusammengefassten Ergebnisse, aus den verschiedenen Monatsabständen, sind in den anschließenden Tabellen 12-19 ersichtlich und ein Berechnungsbeispiel ist im Anhang dieses Werkes zu finden. Die originalen Ernährungsprotokolle liegen, bis zu sieben Jahre nach der Erscheinung dieses Buches, bei der Autorin auf.

6.3 Resultate

Tab. 12: Ernährungsprotokolle Magenbypass-Patienten, 5. Woche /1. Monat postoperativ [eigener Entwurf]:

Ernährungsprotokolle Magenbypass - Patienten
5. Woche / 1. Monat postoperativ

Patient Nr.	Op. KG /kg	KG Verlust /kg	AKG[1] /kg	Größe /m	BMI	Energie /kcal	Ew /g	F /g	Kh /g
1	135	25	110	1,8	34	764,67	47,85	37,77	56,75
2	116	11	105	1,7	36	1066,33	36,23	25,74	155,89
3	132	11	121	1,68	43	834,67	40,38	21,36	117,04
12	132	15	117	1,68	41	631,67	17,53	17,03	99,84
13	145	0	145	1,63	55	691,33	24,99	31,6	74,13
15	123	8,8	114,2	1,72	39	254,67	14,37	5,97	34,37
16	170	15	155	1,7	54	903,33	34,59	39,12	101,16
17	130	16	114	1,68	40	822	26,97	34,39	92,38
20	135	13	122	1,67	44	599,67	32,45	16,29	78,01
22	140	15	125	1,68	44	672	29,44	16,3	98,63
Summe	1358,00	129,80	1228,20	16,94	430	7240,34	304,80	245,57	908,20
Mittelwert	135,80	12,98	122,82	1,69	43	724,03	30,48	24,56	90,82
Standartabw.	13,75	6,00	14,85	0,04	7	205,15	9,61	10,41	31,56

add. Pat. Nr. 13 und 16 litten unter Beinödemen (bei Pat. Nr. 13 ist dies eventuell ein Grund, warum es zu keinem Gewichtsverlust kam)

[1] Aktuelles Körpergewicht (AKG)

Tab. 13: Ernährungsprotokolle Magenbypass-Patienten, 2. /3. Monat postoperativ [eigener Entwurf]:

Ernährungsprotokolle Magenbypass - Patienten

2. /3. Monat postoperativ

Patient Nr.	Op. KG /kg	KG Verlust /kg	AKG /kg	Größe /m	BMI	Energie /kcal	Ew /g	F /g	Kh /g
4	126	20	106	1,64	39	767	36,24	25,09	95,38
5	124,5	27,5	97	1,68	34	731,67	33,28	24,5	91,86
8	162	35	127	k. A.	k. A.	717,33	39,39	31,27	66
10	135	15,2	119,8	1,73	40	803,33	40,34	28,88	92,17
11	138	26	112	1,68	40	688	38,44	21,61	84,03
15	123	18,7	104,3	1,72	35	304,67	17,63	9,18	36,22
18	111	19	92	1,7	32	1465,33	27,71	34,6	254,58
20	135	22	113	1,67	41	612,33	27,61	16,85	84,04
21	136	20,6	115,4	1,73	39	734,67	39,96	24,12	86,8
23	130	16,7	113,3	1,75	37	398,33	23,68	11,1	53,54
Summe	1320,50	220,70	1099,80	15,30	337	7222,66	324,28	227,2	944,62
Mittelwert	132,05	22,07	109,98	1,70	37	722,27	32,43	22,72	94,46
Standartabw.	12,60	5,62	9,90	0,03	3	292,16	7,48	7,85	56,39

Tab. 14: Ernährungsprotokolle Magenbypass-Patienten, 6. /7. Monat postoperativ [eigener Entwurf]:

Ernährungsprotokolle Magenbypass - Patienten
6. /7. Monat postoperativ

Patient Nr.	Op. KG /kg	KG Verlust /kg	AKG /kg	Größe /m	BMI	Energie /kcal	Ew /g	F /g	Kh /g
6	132	42	90	1,75	29	360,67	30,96	11,62	31,84
11	138	39	99	1,68	35	919,67	54,43	25,12	115,3
14	172	50	122	1,63	46	1151,67	53,74	36,39	148,52
15	123	27,9	95,1	1,72	32	313,67	25,53	7,26	35,03
19	141	38,5	102,5	1,68	36	363,33	20,46	15,63	34,65
20	135	32,3	102,7	1,67	37	645,67	38,03	18,03	79,33
22	140	34	106	1,68	38	541,67	24,05	16,58	70,49
24	128	35	93	1,68	33	671,67	34,09	33	59,09
Summe	1109,00	298,70	810,30	13,49	286	4968,02	281,29	163,63	574,25
Mittelwert	138,63	37,34	101,29	1,69	36	621,00	35,16	20,45	71,78
Standartabw.	13,86	6,30	9,32	0,03	5	275,89	12,12	9,55	39,25

97

Tab. 15: Ernährungsprotokolle Magenbypass-Patienten, 8. /9. Monat postoperativ [eigener Entwurf]:

Ernährungsprotokolle Magenbypass - Patienten

Patient Nr.	Op. KG /kg	KG Verlust /kg	AKG /kg	Größe /m	BMI	Energie /kcal	Ew /g	F /g	Kh /g
1	135	57	78	1,8	24	1631,33	54,97	62,3	204,28
2	116	50	66	1,7	23	717	31,62	18,5	87,18
5	124,5	51	73,5	1,68	26	870,33	34,44	31,02	110,87
6	132	46	86	1,75	28	449,33	28,45	15,57	47,47
7	136	31	105	1,73	35	890,33	48,82	28,58	105,91
8	162	51,2	110,8	k. A.	k. A.	489	24,77	19,68	51,92
11	138	45	93	1,68	33	961,67	59,24	38,31	92,61
15	123	37,7	85,3	1,72	29	496	23,52	10,02	74,77
20	135	42	93	1,67	33	592,67	26,7	16,21	81,73
Summe	1201,50	410,90	790,60	13,73	231	7097,66	332,53	240,19	856,74
Mittelwert	133,50	45,66	87,84	1,72	29	788,63	36,95	26,69	95,19
Standartabw.	12,22	7,45	13,60	0,04	5	348,20	12,92	15,10	43,56

8. /9. Monat postoperativ

Tab. 16: Ernährungsprotokolle Magenbypass-Patienten, 12. Monat postoperativ [eigener Entwurf]:

Ernährungsprotokolle Magenbypass - Patienten

12. Monat postoperativ

Patient Nr.	Op. KG /kg	KG Verlust /kg	AKG /kg	Größe /m	BMI	Energie /kcal	Ew /g	F /g	Kh /g
9	119	49	70	1,63	26	849,33	32,92	22,4	124,91
11	138	48	90	1,68	32	447,67	31,74	16,73	41,07
Summe	257,00	97,00	160,00	3,31	58	1297	64,66	39,13	165,98
Mittelwert	128,50	48,50	80,00	1,66	29	864,67	43,11	26,09	110,65
Standartabw.	9,50	0,50	10,00	0,03	4	200,83	0,59	2,84	41,92

Tab. 17: Zusammenfassung der Ergebnisse I, Adaptiertes Körpergewicht [eigener Entwurf]:

Zusammenfassung der Ergebnisse I | Adaptiertes KG

Das adpaierte Körpergewicht wurde mit den Mittelwerten aus den verschiedenen Monatsabständen ermittelt

Adaptiertes KG = (AKG-IKG) x 0,25 + IKG

IKG = Größe im cm - 100

AKG = Aktuelles Körpergewicht IKG = Ideales Körpergewicht

Postop. Zeitraum	AKG /kg	Größe /cm	IKG	Adapt. KG[1]
5. Woche /1. Monat	122,82	169	69	82,46
2. /3. Monat	109,98	170	70	80,00
6. /7. Monat	101,29	169	69	77,07
8. /9. Monat	87,84	172	72	75,96
12. Monat	80	166	66	69,50

[1] Adaptiertes Körpergewicht = Adapt. KG

Tab. 18: Zusammenfassung der Ergebnisse II, Adaptiertes, Soll und Ist Werte [eigener Entwurf]:

Zusammenfassung der Ergebnisse II — Soll und Ist Werte

Der Soll-Ist-Vergleich wird mit dem Mittelwert aus den verschiedenen Monatsabständen ermittelt

Schätzformel zur Ermittlung des Gesamtenergiebedarfs:

leichte körperliche Tätigkeit.........**32 kcal /kg adaptiertes KG /d**

Minimum des Eweißbedarfs - 0,8 g /kg adapt. KG /d:

Min. Soll-Ew /g = 0,8 g * adaptiertes KG

Eweißbedarf lt. mäßig energiereduzierte Mischkost - 20 % Ew der GEM:

Soll-Ew (20%) /g = 20% der Soll-Energie /kcal / 4
add. Soll-Energie /kcal: die Soll-Energie ist die GEM

Berechnung des Energiedefizites:

GEM - 500 kcal (lt. mäßig energiereduzierte Mischkost)

Soll-Energie /kcal = (adaptiertes KG * 32 kcal) - 500 kcal

Soll-Ew (20%) /kg adapt. KG /g = Soll-Ew (20%) /g / adapt. KG

Postop. Zeitraum	Soll-Energie /kcal	Min. Soll-Ew /g	Soll-Ew d. GEM /%	Soll-Ew (20%) /g	Soll-Ew (20%) /kg adapt. KG /g
5. Woche /1. Monat	2138,56	65,96	20	106,93	1,3
2. /3. Monat	2059,84	64,00	20	102,99	1,3
6. /7. Monat	1966,32	61,66	20	98,32	1,3
8. /9. Monat	1930,72	60,77	20	96,54	1,3
12. Monat	1724	55,60	20	86,20	1,2

Postop. Zeitraum	Ist-Energie /kcal	Ist-Ew /g	Ist-Ew /kg adapt. KG /g	Ist-Ew % d. GEM
5. Woche /1. Monat	724,03	30,48	0,4	17
2. /3. Monat	722,27	32,43	0,4	18
6. /7. Monat	621	35,16	0,5	23
8. /9. Monat	788,63	36,95	0,5	19
12. Monat	864,67	43,11	0,6	20

Tab. 19: Zusammenfassung der Ergebnisse III, Soll-Ist-Vergleich [eigener Entwurf]:

Zusammenfassung der Ergebnisse III — Soll-Ist-Vergleich

5. Woche /1. Monat	Energie /kcal	Ew /g	Ew der GEM /%	Min. Ew /kg adapt. KG /g	Ew /kg adapt. KG /g
Soll	2138,56	65,96	20	0,8	1,3
Ist	724,03	30,48	17	0,4	0,4
% Abweichung	-66	-54	-15	-54	-71

2./3. Monat	Energie /kcal	Ew /g	Ew der GEM /%	Min. Ew /kg adapt. KG /g	Ew /kg adapt. KG /g
Soll	2059,84	64	20	0,8	1,3
Ist	722,27	32,43	18	0,4	0,4
% Abweichung	-65	-49	-10	-49	-68

6./7. Monat	Energie /kcal	Ew /g	Ew der GEM /%	Min. Ew /kg adapt. KG /g	Ew /kg adapt. KG /g
Soll	1966,32	61,66	20	0,8	1,3
Ist	621	35,16	23	0,5	0,5
% Abweichung	-68	-43	15	-43	-64

8./9. Monat	Energie /kcal	Ew /g	Ew der GEM /%	Min. Ew /kg adapt. KG /g	Ew /kg adapt. KG /g
Soll	1930,72	60,77	20	0,8	1,3
Ist	788,63	36,95	19	0,5	0,5
% Abweichung	-59	-39	-5	-39	-61

12. Monat	Energie /kcal	Ew /g	Ew der GEM /%	Min. Ew /kg adapt. KG /g	Ew /kg adapt. KG /g
Soll	1724	55,6	20	0,8	1,2
Ist	864,67	43,11	20	0,6	0,6
% Abweichung	-50	-22	0	-23	-50

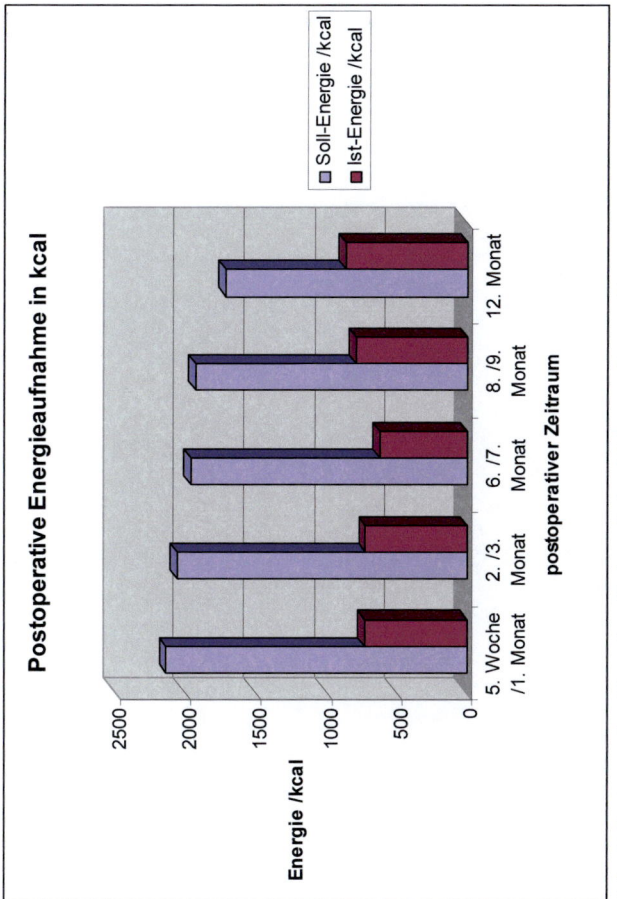

Abb. 6: Postoperative Energieaufnahme in kcal [eigener Entwurf]

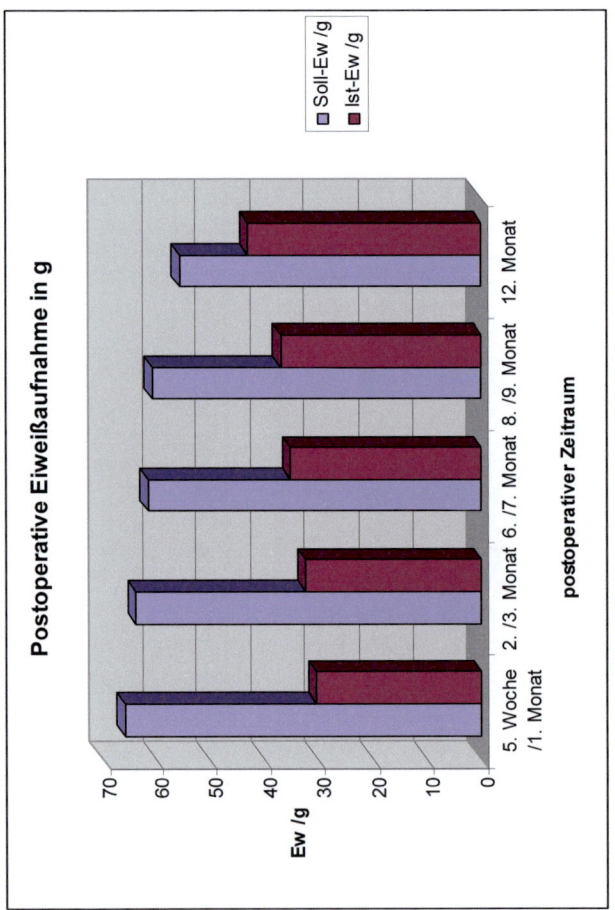

Abb. 7: Postoperative Eiweißaufnahme in Gramm [eigener Entwurf]

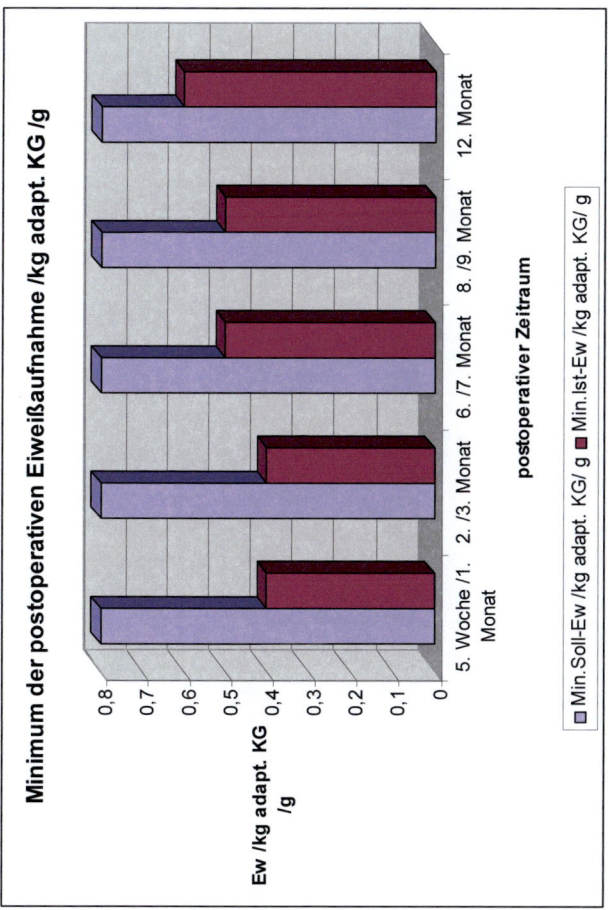

Abb. 8: Minimum der postoperativen Eiweißaufnahme /kg adapt. KG /g [eigener Entwurf]

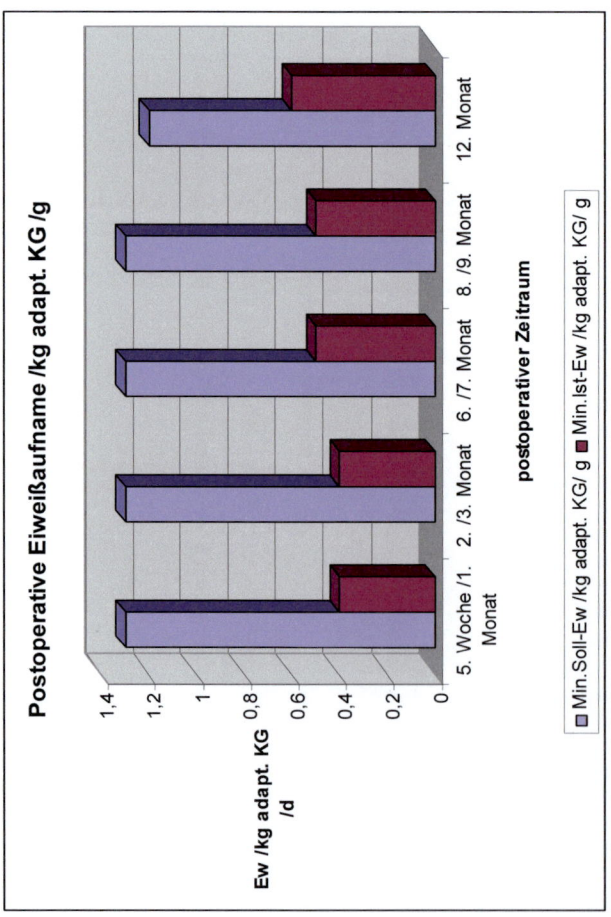

Abb. 9: Postoperative Eiweißaufnahme /kg adapt. KG /g [eigener Entwurf]

Anhand von zahlreichen Referenzen, die G. C. Fernanda et al. zitierten, kann angenommen werden, dass im postoperativen Zeitraum beim RNYGB – statt ca. 95 % - nur mehr 57 % des Proteinverzehrs absorbiert werden (siehe Kapitel 3.3.). [26, 101] Dieser Aspekt muss bei der Zusammenfassung der Ergebnisse berücksichtigt werden und ist in Tabelle 20 und Abbildung 10 ersichtlich.

Tab. 20: Absorption des Proteinverzehrs [eigener Entwurf]:

Postop. Zeitraum	Soll-Ew /g	Ist-Ew /g	absorbiertes Ew /g (95%) - nichtoperierter Verdauungstrakt	absorbiertes Ew /g (57%) - RNYGB
5. Woche /1. Monat	65,96	30,48	28,96	17,37
2. /3. Monat	64	32,43	30,81	18,49
6. /7. Monat	61,66	35,16	33,40	20,04
8. /9. Monat	60,77	36,95	35,10	21,06
12. Monat	55,6	43,11	40,95	24,57

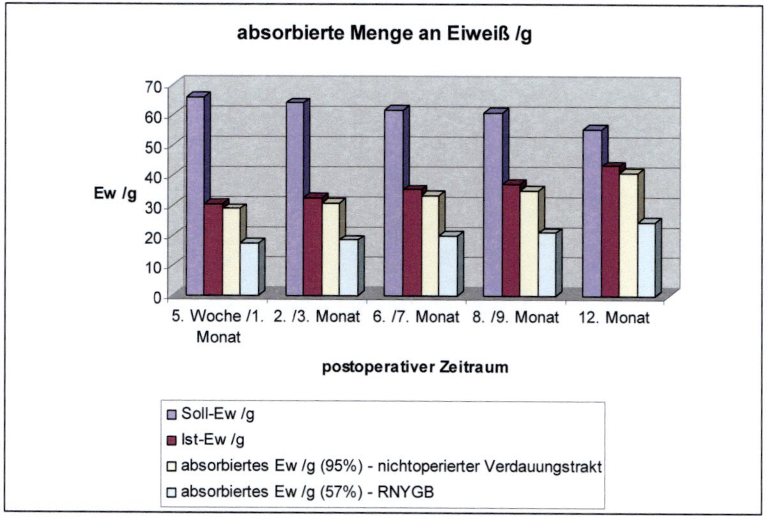

Abb. 10: Absorbierte Menge an Eiweiß /g [eigener Entwurf]

Auf folgende Tatsachen soll an dieser Stelle hingewiesen werden:

Unter Beobachtung bzw. Selbstbeobachtung (durch das protokollieren aller verzehrten Lebensmittel und Gerichte) können die üblichen Ernährungsgewohnheiten der Patienten beeinflusst bzw. verändert werden. [118, 199] Allerdings ist bekannt, dass je aufwändiger die eingesetzte Methode dabei für die Patienten ist, umso stärker verändern sie ihre Ernährungsweise bzw. machen unvollständige oder falsche Angaben. [199] Dahingegen liegen die Vorteile in der Erfassung des Ernährungsverhaltens der Patienten über ein Ernährungsprotokoll darin, dass diese relativ genau sind und eine geringere Belastung der Patienten stattfindet. [118]

6.4 Diätologische Diagnose

Anhand der Informationen aus dem vorherigen Teil dieses Buches und den Resultaten aus dieser empirischen Datenerhebung ist zu erkennen, dass bei RNYGB-Patienten eine zu geringe orale Energie- und Eiweißaufnahme erfolgt.

In Kapitel 2.3.8. wurde bereits darauf hingewiesen, dass die Energiezufuhr gravierend die Stickstoffbilanz beeinflusst. Bei reduziertem Energieangebot steht nicht mehr genügend Energie für den Metabolismus von Proteinen zur Verfügung.

Außerdem beschreibt Kapitel 3.8., dass es, als Ergebnis der verringerten Kalorienzufuhr, zur Hypoinsulinämie kommt und diese erlaubt Fett- und Muskelmasse abzubauen. Der Gewichtsverlust erfolgt, neben dem Wasserverlust, durch den Abbau der Muskelmasse und des Fettgewebes. Der Verlust an Muskelmasse ist jedoch ein unvermeidlicher Teil im Gewichtsverlust-Prozess nach adipositaschirurgischen Eingriffen oder einer drastisch kalorienreduzierten Diät. Nur eine eiweißreiche Ernährung und körperliche Bewegung kann diesem Prozess lindern.

Die postoperative Eiweißzufuhr lag jedoch zwischen 0,4 und 0,6 g Eiweiß /kg adaptierten KG und somit muss mit einem Abbau von körpereigenem Proteinen gerechnet werden. [28]

Die Eiweißaufnahme betrug im ersten postoperativen Monat ca. 30 g /d und stieg, bis zum zwölften postoperativen Monat, auf ca. 43 g /d an.

Laut drastisch kalorienreduzierter Ernährung ist das Minimum der täglichen Proteinzufuhr mit 50 g (25-44 % Ew der GEM) anzusetzen, wobei der Zeitraum dieser Ernährungstherapie auf vier bis maximal sechs Wochen begrenzt ist. Die ASMBS Guidelines [104] empfehlen RNYGB-Patienten, dieselbe Proteinzufuhr wie beim modifizierten /proteinsparenden Fasten. Diese beträgt mindestens 33-50 g biologisch hochwertiges Eiweiß /d (50-92 bzw. 24-44 % Ew der GEM), jedoch werden bei dieser Ernährungstherapie zusätzlich Formuladiäten eingesetzt. Auch der Zeitraum dieser Diät ist begrenzt, da sie mit Komplikationen und Nebenwirkungen verbunden ist und nur unter ärztlicher Betreuung angewendet werden darf. (siehe Kapitel 2.3.6.)

Außerdem wird davon ausgegangen, dass die Verdauung und Resorption der Proteine nach RNYGB-Operationen im postoperativen Zeitraum reduziert ist – nur mehr ca. 57 % werden absorbiert. Infolgedessen beträgt der Eiweißverlust 43 % der Eiweißzufuhr.

Somit ist, um das Minimum der Eiweißaufnahme – 0,8 g Ew /kg adapt. KG /d - zu erreichen, eine Supplementierung von Proteinen im ersten postoperativen Jahr erforderlich. Vor allem, wenn die Eiweißzufuhr von 20 % der GEM erreicht werden soll (~ 1,3 g Ew /kg adapt. KG/) ist der Einsatz von Proteinmodulen unumgänglich.

Folgende Berechnung der Eiweißzufuhr erscheint schließlich als sinnvoll:

0,8 g Eiweiß /kg adapt. KG /d + 43 %

In Tabelle 21 ist diese Berechnung und die Menge an Eiweiß, die folglich supplementiert werden muss (Differenz zwischen Ist-Ew /g und 0,8 g Ew /kg adapt. KG + 43 % /g) ersichtlich.

Tab. 21: Berechnung der Eiweißzufuhr und Menge der Eiweißsupplementierung [eigener Entwurf]:

Postop. Zeitraum	Ist-Ew /g	0,8 g Ew /kg adapt. KG + 43 % /g	Differenz zwischen Ist-Ew /g und 0,8 g Ew /kg adapt. KG + 43 % /g
5. Woche /1. Monat	30,48	94,32	63,84
2. /3. Monat	32,43	91,52	59,09
6. /7. Monat	35,16	88,17	53,01
8. /9. Monat	36,95	86,90	49,95
12. Monat	43,11	79,51	36,40

Überdies soll an dieser Stelle darauf hingewiesen werden, dass die vielen gesundheitlichen Erfolge durch RNYGB-Operationen auf die geringe Energiezufuhr zurückzuführen sind. Würde diese erhöht werden, kann mit ihnen nicht mehr in diesem Ausmaß, wie sie in Kapitel 3.7. aufgelistet wurden, gerechnet werden.

Empfehlungen für die Praxis

6.5 Empfehlungen für die Eiweiß-Zufuhr bei RNYGB

Im Gegensatz zu Empfehlungen für Vitamine, Eisen und andere Mineralstoffe existieren keine Standardempfehlungen für die postoperative Aufnahme bzw. Supplementierung von Makronährstoffen. [91] Auch in der Art der einzusetzenden Supplemente und wie diese dosiert werden sollen besteht keine Einigkeit in der Literatur. [100]

In Tabelle 22 sind die kursierenden Empfehlungen für die postoperative Eiweißaufnahme bei RNYGB ersichtlich.

Tab. 22: Vergleich der unterschiedlichen Empfehlungen für das Minimum der Proteinaufnahme bei RNYGB [eigener Entwurf]:

Referenz	Minimum der Proteinaufnahme bei RNYGB
ASMBS Guidelines [104] - während dem Gewichtsverlust[1] - lt. RDA, für gesunde Erwachsenen - lt. anderen Therapieprogramme	$\leq$ 70 g /d 50 g./d 60-80 g /d 1,0-1,5 g /kg IBW /d
AACE /TOS /ASMBS Guidelines [52]	60-120 g /d
E. Parkes [80]	60 bis 70 g /d
A. M. Wolf [90]	60 g /d
R. D. Bloomberg et al [100]	46-56 g /d
M. Zeiner [50]	40 g /d[2]
J. Wardé-Kamer et al. [99]	0,8 g/kg IBW
J. Wardé-Kamer et al. [99], V. Moize et al. [98]	1,5 g/kg IBW
C. P. Bernert et al. [77]	0,8 g Protein /kg KG /d

In den ASMBS Guidelines wird beschrieben, dass die aktuellen klinischen Praxis-Empfehlungen, für die Proteinzufuhr bei RNYGB (ohne Komplikationen), im Einklang mit denen für modifiziertes /proteinsparendes Fasten sind. [104] Laut Kapitel 2.3.6. beträgt die Proteinaufnahme dabei mindestens 33-50 g biologisch hochwertiges Eiweiß und zusätzlich kommt es bei dieser Diät zum Einsatz von Formuladiäten. *Aufgrund dieser Empfehlungen,*

---

[1] abgeleitet von drastisch energiereduzierten Diäten [104]
[2] 4 Empfehlung für die postoperative Aufnahme der Makronährstoffe: 40 g Ew, 8 g essentielle Fettsäuren und 80-100 g Kh. [50]

kann der Einsatz von Formuladiäten auch bei RNYGB-Patienten in Erwägung gezogen und dadurch die Eiweißaufnahme unterstützt werden.

Außerdem beschreiben L. Aills et al. in ihren Guidelines, dass die Zufuhr von 1,5 g Eiweiß /kg IBW /d nach der frühen postoperativen Phase zu hoch ist, da anderenfalls der Konsum von anderen Makronährstoffen, aufgrund der Volumenrestriktion, behindert werden könnte. [104] V. Moize et al. begründet diese erhöhte Proteinzufuhr damit, dass dadurch eine positive Stickstoffbilanz begünstigt wird und somit dem Verlust der fettfreien Körpermasse entgegengewirkt werden kann. [98]

Laut den Informationen aus Tabelle 22 und den ASMBS Guidelines sind die Bedürfnisse der RNYGB-Patienten, bezüglich der Eiweißaufnahme, noch nicht genau geklärt. [104] Anhand der empirischen Erfassung dieser Arbeit ist jedoch zu erkennen, dass die Patienten mindestens zwischen 66 g (erstes postoperatives Monat) und 56 g (zwölftes postoperatives Monat) Eiweiß verzehren sollen - von denen vermutlich nur mehr 57 % des Proteinverzehrs absorbiert werden. Dadurch sollen die Patienten mindestens zwischen 94 (erstes postoperatives Monat) und 79 g (zwölftes postoperatives Monat) Proteine zu sich nehmen. Werden die Empfehlungen für eine mäßig energiereduzierte Mischkost beachtet, muss die Eiweißaufnahme noch höher angesetzt werden.

An dieser Stelle soll jedoch auf die oben beschriebene Ansicht von L. Aills et al. verwiesen werden, da durch die hohe orale Aufnahme von Eiweißquellen der Konsum von anderen Makronährstoffen, aufgrund der Volumenrestriktion, behindert werden könnte. [104]
Diese Tatsache begründet erneut den Einsatz von Eiweißsupplementen bei RNYGB-Patienten, bis zu zwölf Monate nach der Operation. Die Supplementierung kann, wie im folgenden Kapitel beschrieben wird, in Speisen oder Lebensmittel eingerührt oder als Zwischenmahlzeit konsumiert werden und somit erhöht sich das Nahrungsvolumen nur gering.

6.6 Einsatz von Eiweißsupplementen

In der Krankenanstalt Rudolfstiftung wird empfohlen, neben einer eiweißreichen, gesunden Ernährung, täglich zwei bis drei gehäufte Esslöffel Eiweißpulver, über den Tag verteilt, zu konsumieren. Dieses kann beispielsweise in ungesüßtes Obstmus, fettarme Milch und Milchprodukte eingerührt werden. [64]

Um Mangelerscheinungen vorzubeugen, befürwortet S. S. Malinowski nach RNYGB-Operationen täglich 40-100 mg eines Proteinsupplementes einzunehmen. [79]
Weitere Empfehlungen des Pharmakologen, für die postoperative Supplementierung, sind im Anhang nachzulesen.

Laut AACE /TOS /ASMBS Guidelines soll fettarme (ev. laktosefreie) Milch mit Molke- oder Sojaprotein-Pulver (max. 20 g Protein pro Portion) vermixt und anschließend getrunken werden. [52]

K. Fujioka berichtet, dass der Einsatz von Eiweißsupplementen nach RNYGB Operationen sehr hilfreich ist. [88] Dennoch ist im Umgang mit zahlreichen (z. B. normo- oder hochkalorischen) Supplementen Vorsicht geboten, da sie viele Kalorien enthalten. Grund dafür ist, dass die meisten Patienten mit einer Proteinmalnutrition einen hohen ungewollten Gewichtsverlust erleiden (z. B. Krebs- oder HIV Patienten). [80]

Derzeit kursiert in Amerika der Trend, dass bevorzugt proteinreiche Diäten gegessen werden. Somit sind heute zahlreiche proteinreiche, kohlenhydratarme Supplemente, von verschiedenen Firmen, leicht erhältlich. [88] Als Antwort auf den Trend, dass die Anzahl an bariatrischen Operationen jedes Jahr zunimmt, haben manche Firmen sogar damit begonnen spezielle Proteinsupplemente für adipositaschirurgische Patienten zu produzieren*. Diese Supplemente sind ebenfalls sehr proteinreich und enthalten eine geringe Menge an Zucker und Kalorien. [80] Tabelle 23 zeigt einen Vergleich von fettarmer Milch mit häufig verwendeten, proteinreichen Supplementen, für die postoperative Phase nach bariatrischen Operationen, in Amerika.

Tab. 23: Vergleich von fettarmer Milch mit ausgewählten Proteinsupplementen [80]:

Supplement	Volumen	Proteingehalt	Kalorien
Trinkmilch, fettarm, 1,5 % F. [82]	8 oz[1] ~ 227 g	8 g	107 kcal
Entrahmte Milch und zuckerfreien Carnation® Instant Breakfast Essentials [83]	8 oz oder 1 Packung ~ 230 g	12-13 g	150 kcal
Resource® Optisource High Protein Drink [84]	4 oz ~ 115 g	12 g	100 kcal
Glucerna® shake [85]	8 oz ~ 227 g	10 g	200 kcal
Ensure® High Protein [86]	8 oz ~ 227 g	12 g	230 kcal
Boost® High Protein [87]	8 oz ~ 227 g	15 g	240 kcal

---

[1] 1 ounce = 28,35 Gramm [81])

Die hier aufgelisteten Supplemente sind im klinischen Alltag in Österreich nicht, nur teilweise oder nur in der hyperkalorischen Form (meist unter dem Namen „Plus") erhältlich. Infolgedessen sind im Anhang Produktinformationen über Eiweißsupplemente, die in Österreich erhältlich sind, zu finden. Es soll allerdings darauf hingewiesen werden, dass spezielle Produkte, für die postoperative Ernährungsbetreuung nach adipositaschirurgischen Maßnahmen, auch am österreichischen Markt wünschenswert sind. Aus diätologischer Sicht wäre v. a. das Produkt Resource® Optisource High Protein Drink (das speziell für adipositaschirurgische Patienten entwickelt wurde), durch seinen niedrigen Energiegehalt und hohen Anteil an Proteinen, ideal geeignet. [84]

7 Conclusio

An dieser Stelle möchte ich auf die, in der Einleitung gestellte, Forschungsfrage zurück kommen und versuchen diese Anhand der, in dem Werk angeführten, Argumente zu interpretieren und zu beantworten.

"Inwieweit muss eine gezielte Eiweißsupplementierung bei RNYGB-Patienten stattfinden, um eine Eiweißmalnutrition, bis ein Jahr nach der Operation, zu vermeiden?"

7.1 Risikofaktoren zur Entwicklung einer Proteinmalnutrition

→ **Präoperativ:** Adipositas ist nicht selten mit Mangelernährung verbunden und viele RNYGB-Patienten leiden somit bereits vor der Operation an Defiziten.

Um die Nährstoffdefizite zu bekämpfen, wären ein umfangreiches und individuelles Ernährungsscreening sowie eine anschließende Ernährungsberatung, vor der Operation, notwendig. Dadurch können mögliche Defizite ausgeglichen werden. Demzufolge sollen die Patienten vier bis sechs Wochen vor der Operation 100 % der empfohlenen Menge an Proteinen, Vitaminen und Mineralstoffen konsumieren.

→ **Unmittelbar postoperativ:** Nach bariatrischen Eingriffen kommt es zum Postaggressionsstoffwechsel der negative Auswirkungen auf die Stickstoffbilanz ausübt. Außerdem mobilisieren traumatisierte, übergewichtige Patienten, im Vergleich zu normalgewichtigen Patienten, mehr Proteine und weniger Fett und tendieren bei metabolischem Stress leicht dazu, eine Protein-Energie-Malnutrition zu entwickeln.

Dementsprechend haben adipositaschirurgische Patienten, aufgrund der katabolen Reaktion auf die bariatrische Operation, einen erhöhten Proteinbedarf. Dadurch kann die Gefahr, ein Eiweißdefizit zu entwickeln, verringert werden.

→ **Kostaufbau:** Die Energiezufuhr beeinflusst gravierend die Stickstoffbilanz. Die benötigte Energiemenge nach bariatrischen Operationen wird aufgrund der hypokalorischen Kost beim Kostaufbau allerdings nicht erreicht. Aufgrund der flüssigen bis weichen Konsistenz der Speisen, wird über einen langen Zeitraum (bis zu sechs Wochen postoperativ) nur eine geringe Proteinmenge konsumiert.

Insofern muss auf eine abwechslungs- sowie eiweißreiche Ernährung und den Einsatz von Eiweißsupplementen im Kostaufbau geachtet werden.

- **Postoperativ:** Folgende pathophysiologische Mechanismen führen zu einem Proteinmangel: 1. Verminderte Nahrungsaufnahme, 2. verringerte Magensaftsekretion, 3. Ausschluss des distalen Magens, des Duodenums und proximalen Jejunums, 4. Asynergie zwischen Bolus und biliopankreatischen Sekreten sowie 5. Malabsorption der Nährstoffe (nur mehr 57 % des Proteinverzehrs werden im postoperativen Zeitraum absorbiert). Zusätzlich sind die Eventualität und Folgen einer postoperativen Fehlernährung der Patienten zu berücksichtigen.

  Außerdem kommt es durch den rapiden Gewichtsverlust zum Abbau von Muskelmasse.

- **Verminderte postoperative Proteinaufnahme:** Für die verminderte Proteinaufnahme können außer der restriktiven Komponente des RNYGB eine Aversion gegen Fleisch und Kaubeschwerden vorkommen. Außerdem entwickeln zahlreiche RNYGB-Patienten eine „Proteinintoleranz" (v. a. gegen Fleisch). Diese Patienten ernähren sich nach einer lacto- oder ovolactovegetabilen Kost. Erwachsene sind bei diesen Ernährungsformen ausreichend mit essentiellen Aminosäuren versorgt, wenn die empfohlene Protein- und eine adäquate Energiemenge konsumiert werden. Nach den Ergebnissen dieses Werkes, ist dies bei RNYGB, bis zu einem Jahr postoperativ, nicht der Fall.

  In der diätologischen Diagnose der empirischen Erfassung dieses Buches wurde bereits beschrieben, dass die postoperative Eiweißzufuhr zwischen 0,4 und 0,6 g Ew /kg adaptierten KG lag und somit mit einem Abbau von körpereigenem Proteinen gerechnet werden muss. Die Eiweißaufnahme betrug im ersten postoperativen Monat ca. 30 g /d und stieg, bis zum zwölften postoperativen Monat, auf ca. 43 g /d an. Diese Proteinzufuhr liegt unter den Empfehlungen für das Minimum der täglichen Eiweißaufnahme bei der drastisch kalorienreduzierter Ernährung und beim modifizierten /proteinsparenden Fasten.

  Der Zeitraum dieser Diäten ist jedoch begrenzt. Außerdem wird davon ausgegangen, dass die Verdauung und Resorption der Proteine nach RNYGB-Operationen im postoperativen Zeitraum reduziert ist – nur mehr ca. 57 % werden absorbiert.

Somit ist, um das Minimum der Eiweißaufnahme – 0,8 g Ew /kg adapt. KG /d - zu erreichen, eine Supplementierung von Proteinen im ersten postoperativen Jahr erforderlich.

Vor allem wenn die Eiweißzufuhr von 20 % der GEM erreicht werden soll (~ 1,3 g Ew /kg adapt. KG/), ist der Einsatz von Proteinmodulen unumgänglich.

➔ **postoperativer Zeitraum:** Im Laufe der Zeit, korreliert die Steigerung der Nahrungszufuhr mit der Zunahme der Pouchgröße und der Abnahme der Nahrungsmittelunverträglichkeiten positiv.

Daher soll die Eiweißsupplementierung v. a. im ersten postoperativen Jahr erfolgen.

➔ **Diagnostik der Proteinmalnutrition:** In Fachzeitschriften weisen einige Publikationen darauf hin, dass Proteindefizite, die anhand einer Hypoalbuminämie diagnostiziert wurden, hauptsächlich bzw. häufig bei Biliopankreatischer Diversion mit oder ohne Duodenal Switch sowie distalen Magenbypass und nur selten bei RNYGB (proximalen Magenbypass) auftreten. Jedoch ist die alleinige Erhebung von Laborparametern bzw. nur die Analyse des Serumalbumins bei einem starken Gewichtsverlust, als Indikator für einen Proteinmangel, unzureichend. Beim Proteinmangel kommt es zum Verbrauch von körpereigenem Eiweiß wobei die Plasmaproteinkonzentration zunächst zulasten der Muskulatur aufrechterhalten wird.

In der klinischen Praxis muss, zur Erfassung eines Eiweißmangels, die Symptomatik des Patienten mehr Beachtung finden und bei regelmäßigen klinisch-chemischen Untersuchungen müssen alle Parameter (demnach Gesamtprotein, Albumin, Prealbumin, Transferrin und die Lymphozytenzahl) ermittelt werden. Auch die Kreatininausscheidung im Harn, als Maß für die Skelettmuskelmasse, eignet sich für die Diagnostik einer Proteinmalnutrition. Überdies kann durch eine regelmäßige und genaue Ermittlung des Verzehrs von Lebensmitteln ein Eiweißmangel von Diätologen detektiert werden.

➔ **Mangelhafte Nachbetreuung:** An dieser Stelle soll darauf hingewiesen werden dass, abgesehen von den begrenzten Möglichkeiten zur Nachbetreuung innerhalb der chirurgischen - manchmal auch universitären Zentren - derzeit keine adäquaten Versorgungsstrukturen im ambulanten Bereich im deutschsprachigen Raum bestehen.

Regelmäßige, konsequente, mehrjährige Nachsorge durch ein interdisziplinäres Team ist um Komplikationen zu vermeiden bzw. rechtzeitig zu diagnostizieren, maximal zu motivieren und einen Langzeiterfolg zu gewährleisten notwendig. Auch Diätologen, als wesentlicher Teil des multidisziplinären Teams, gehören international zum State of Art der Behandlung. Laut verschiedenen Studien korrelieren die Erhebung des Ernährungszustandes und ein umfangreiches Diätmanagement in der Adipositaschirurgie positiv mit Therapieerfolgen.

7.2 Evidenzbasierte Energie- und Eiweißbedarfsberechnungen für RNYGB-Patienten

7.2.1 Berechnungen des Energiebedarfs

Bei adipösen Menschen muss das adaptierte Körpergewicht ermittelt und anstelle des tatsächlichen Körpergewichts eingesetzt werden. Anderenfalls wird beim Gebrauch des Soll-Gewichts der Ruhe-Energiebedarf unterschätzt bzw. dieser bei der Verwendung des Ist-Gewichts überschätzt.

Ermittlung des angepassten /adaptierten Körpergewichtes:

Adaptiertes KG = (AKG-IKG*) x 0,25 + IKG

*IKG = Größe in cm – 100
AKG = Aktuelles Körpergewicht, IKG = Ideales Körpergewicht

→ Individuelle RNYGB-Patienten

Bei individueller ernährungsmedizinischer Betreuung von Patienten können, neben dem Gewicht und der Körpergröße, auch das Geschlecht, Alter und die körperliche Aktivität in die Berechnung miteinbezogen werden. Aus diesem Grund, erscheint mir diese Möglichkeit der Berechnung als zweckmäßig:

Berechnung des GU mit der Harris-Benedikt-Formel:

Männlich:
GU [kcal /d] = 66,473 + (13,752 × adapt. KG [kg]) + (5,003 × Körpergröße [cm]) − (6,755 × Alter [Jahre])
Weiblich:

> GU [kcal /d] = 655,096 + (9,653 × adapt. KG [kg]) + (1,850 × Körpergröße [cm]) − (4,676 × Alter [Jahre])

Berechnung der GEM:
Angesichts des häufigen Übergewichts und der allgemein geringeren körperlichen Aktivität ist im Einzelnen ein niedriger PAL-Wert (1,4) als Richtwert der Energiezufuhr zu bevorzugen - außer der Patient weist eine höhere bzw. geringere körperliche Aktivität auf. Anschließend soll ein Energiedefizit von ca. 500 kcal (lt. mäßig energiereduzierte Mischkost) von der GEM subtrahiert werden.

> GEM = GU (lt. Harris-Benedikt-Formel) x PAL (1,4) − 500 kcal (Energiedefizit)

➔ **RNYGB-Patientengruppe**
Für die Energiebedarfsberechnung einer RNYGB-Patientengruppe kann die „Schätzformel zur Ermittlung des Gesamtenergiebedarfs" herangezogen werden, wenn zwischen dem männlichen und weiblichen Geschlecht, Alter und der körperlichen Aktivität nicht differenziert werden soll.

Schätzformel zur Ermittlung des GEM:

> ➔ Bei Bettruhe .... 20-25 kcal /kg adapt. KG /d
> ➔ Bei leichter körperlicher Tätigkeit .... 32 kcal /kg adapt. KG /d
> ➔ Bei mittelschwerer körperlicher Tätigkeit .... 37 kcal /kg adapt. KG /d
> ➔ Bei schwerer körperlicher Tätigkeit .... 40-50 kcal /kg adapt. KG /d

Für die Berechnung des Energiebedarfs von RNYGB-Patienten können 32 kcal /kg adapt. KG /d (leichte körperliche Tätigkeit) angenommen werden.

Für die Berechnung des adaptierten Körpergewichtes können beispielsweise die Mittelwerte vom Körpergewicht und von der Körpergröße der eigenen Patienten ermittelt werden. Oder die Mittelwerte werden aus der empirischen Erfassung dieses Buches aus den verschiedenen Monatsabständen (Tabelle 12-16) entnommen.

Um ein Energiedefizit zu erreichen können 500 kcal (lt. mäßig energiereduzierte Mischkost) vom Energiebedarf abgezogen werden.

> GEM = 32 kcal /kg adapt. KG − 500 kcal (Energiedefizit)

7.2.2 Berechnung des Eiweißbedarfs

Für die Eiweißbedarfsberechnung kann das Minimum des Eiweißbedarfs - 0,8 g Eiweiß /kg adapt. KG /d - oder der Eiweißbedarf lt. mäßig energiereduzierte Mischkost - 20 % Eiweiß der GEM (~ 1,3 g Eiweiß/kg adapt. KG /d) - herangezogen werden. Dabei kann angenommen werden, dass im postoperativen Zeitraum beim RNYGB - statt ca. 95 % - nur mehr 57 % des Proteinverzehrs absorbiert werden. Infolgedessen beträgt der Eiweißverlust 43 % der Eiweißzufuhr. Dieser Aspekt muss bei der Berechnung des Eiweißbedarfs berücksichtigt werden.

Somit erscheint mir folgende Berechnung der Eiweißzufuhr als sinnvoll:

0,8 g Eiweiß /kg adapt. KG /d + 43 %

Auf Basis der empirischen Erfassung dieses Buches lautet meine diätologische Diagnose, dass postoperativ bis zum dritten Monat 60 g /d, bis zum neunten Monat 50 g /d und bis zum zwölften Monat 40 g /d Eiweiß supplementiert werden sollen. Energie-, fett- und kohlenhydratarme Eiweißmodule können in warme bzw. kalte Getränke oder flüssige bis breiige Speisen eingerührt werden und somit über den Tag verteilt (max. 20 g Protein pro Portion) verzehrt werden.

8 Literaturverzeichnis

[1] PUDEL, V./ELLROTT, T.: Adipositas: ein gesellschaftliches Problem?. In: Der Chirurg. Springer Medizin Verlag. Berlin/Heidelberg. 2005; 76: 639-646.

[2] BRANCA, F./NIKOGOSIAN, H./LOBSTEIN, T.: Die Herausforderung Adipositas und Strategien zu ihrer Bekämpfung in der Europäischen Region der WHO: Zusammenfassung. Weltgesundheitsorganisation Europa. Dänemark. 2007; 1-13.

[3] HAUNER, H. et al.: Evidenzbasierte Leitlinien: Prävention und Therapie der Adipositas: Version 2007. Deutsche Adipositas-Gesellschaft et al. (Hrsg.). 2007; 1-29. Online im www unter URL: http://www.uni-duesseldorf.de/awmf/ll/050-001.pdf. Zugriff am 25.02.2009.

[4] WEINER, R. et al..: Adipositaschirurgie: Indikation und Therapieverfahren. UNI-MED Verlag AG. Bremen. 2006; 1. Auflage: 15-24.

[5] HELL, E./MILLER, K.: Einleitung und Überblick. In: HELL, E./MILLER, K. (Hrsg.): Morbide Adipositas: Klinik und chirurgische Therapie. Ecomed. Landsberg. 2000; 13-16.

[6] KASPER, H.: Ernährungsmedizin und Diätetik. Elsevier GmbH. München. 2004; 10. Auflage: 245-271.

[7] HAUNER, H.: Die krankhafte Fettsucht: Somatische oder psychische Erkrankung?. In: Der Chirurg. Springer Medizin Verlag. Berlin/Heidelberg. 2005; 76: 647-652.

[8] PUDEL, V./WESTENHÖFER, J.: Ernährungspsychologie. Hogrefe-Verlag. Göttingen. 2003; 3. Auflage: 152ff.

[9] KIEFER,I. et al.: Erster österreichischer Adipositasbericht 2006: Grundlagen für zukünftige Handlungsfelder: Kinder, Jugendliche, Erwachsene. Altern mit Zukunft (Hrsg.). 2006; 16-20. Online im www unter URL: http://www.adipositas-austria.org/pdf/3031_AMZ_Adipositas_3108_final.pdf. Zugriff am 25.02.2009.

[10] KIEFER, I. et al.: Erster österreichischer Adipositasbericht 2006: Grundlagen für zukünftige Handlungsfelder: Kinder, Jugendliche, Erwachsene. Herausgeber: Altern mit Zukunft (Hrsg.). 2006; 211-244. Online im www unter URL: http://www.adipositas-austria.org/pdf/3031_AMZ_Adipositas_3108_final.pdf. Zugriff am 25.02.2009.

[11] HOPPICHLER, F. et al.: Prävention, Diagnostik und Therapie der Adipositas: Leitlinien der Österreichischen Adipositasgesellschaft 2004. Österreichische Adipositas Gesellschaft (Hrsg.). 2004; o. S. Online im www unter Url: http://www.adipositas-austria.org/. Zugriff am 01.03.2009.

[12] Deutsche Gesellschaft für Ernährung: Vollwertig Essen und Trinken nach den zehn Regeln der DGE. DGE (Hrsg.). 2007; o. S. Online im www unter Url: http://www.dge.de/pdf/10-Regeln-der-DGE.pdf. Zugriff am 02.04.2009.

[13] MÜLLER, MJ. et al.: World Health Organization equations have shortcomings for predicting resting energy expenditure in persons from a modern, affluent population: generation of a new reference standard from a retrospective analysis of a German database of resting energy expenditure. In: The American Journal of Clinical Nutrition. American Society for Clinical Nutrition. USA. 2004; 80: 1379-1390.

[14] Deutsche Gesellschaft für Ernährung et al.: Referenzwerte für die Nährstoffzufuhr. Umschau/Braus. Frankfurt am Main. 2001; 1. Auflage: 23-34.

[15] KASPER, H.: Ernährungsmedizin und Diätetik. Elsevier GmbH. München. 2004; 10. Auflage: 4.

[16] BIESALSKI, H. /GRIMM, P.: Taschenatlas der Ernährung. Georg Thieme Verlag. Stuttgart/New York. 2004; 3. Auflage: 34.

[17] SCHAUDER, P.: Ernährung des Erwachsenen. In: SCHAUDER, P./OLLENSCHLÄGER, G. (Hrsg.): Ernährungsmedizin: Prävention und Therapie. Urban und Fischer. München/Jena. 2006; 3. Auflage: 356-366.

[18] Akademie für den Diätdienst und ernährungsmedizinischen Beratungsdienst: Vorlesung über die Energie- und Nährstoffberechnung. AKH Wien. 2007; 2. Ausbildungsjahr: o. S.

[19] BARAK, N. /WALL-ALONSO, E. /SITRIN, M.D.: Evaluation of stress factors and body weight adjustments currently used to estimate energy expenditure in hospitalized patients. In: Journal of Parenteral and Enteral Nutrition. The American Society for Parenteral and Enteral Nutrition. USA. 2002; 26/4: 231-238.

[20] DICKERSON, R. et al.: Hypocaloric enteral tube feeding in critically ill obese patients. In: Nutrition. Elsevier. USA. 2002; 18/2: 241-246.

[21] MEIER, R.: Enterale und parenterale Ernährung bei Adipösen auf der ITS. Ernährung 2007. Arbeitsgemeinschaft für klinische Ernährung (Hrsg.). Innsbruck. 2007; o. S. Online im www unter URL: http://www.ake-nutrition.at/ERNAEHRUNG_2007.434.0.html. Zugriff am 22.10.2008.

[22] BGBl. II 112/1998: Verordnung der Bundesministerin für Frauenangelegenheiten und Verbraucherschutz über Lebensmittel für kalorienarme Ernährung zur Gewichtsverringerung. In: Lebensmittelsicherheit- und Verbraucherschutzgesetz. Bundesministerium für Gesundheit (Hrsg.). 1998; o. S. Online im www unter URL: http://www.lmsvg.net/component/option,com_docman/task,doc_view/gid,83/Itemid,34/. Zugriff am 08.03.2009.

[23] KLUTHE, R. et al.: Das Rationalisierungsschema 2000 des Berufsverbandes Deutscher Ernährungsmediziner (BDEM) e.V., der Deutschen Adipositas Gesellschaft e.V., der Deutschen Akademie für Ernährungsmedizin (DAEM) e.V., der Deutschen Gesellschaft für Ernährung (DGE) e.V., der Deutschen Gesellschaft für Ernährungsmedizin (DGEM) e.V., des Verbandes der Diätassistenten - Deutscher Berufsverband (VDD) e.V. und des Verbandes der Diplom-Oecotrophologen (VDOE) e.V.. In: Aktuelle Ernährungsmedizin. Georg Thieme Verlag. Stuttgart /New York. 2004; 29: 245-253.

[24] KREYMANN, K.G.: Bestimmung des Energieumsatzes und Energiebedarfs. In: SCHAUDER, P./OLLENSCHLÄGER, G. (Hrsg.): Ernährungsmedizin: Prävention und Therapie. Urban und Fischer. München/Jena. 2006; 3. Auflage: 519-532.

[25] KELLER, U. /STÖCKLI, R. /PÜSCHEL, G.P.: Fastenstoffwechsel – Stressstoffwechsel. In: SCHAUDER, P. /OLLENSCHLÄGER, G. (Hrsg.): Ernährungsmedizin: Prävention und Therapie. Urban und Fischer. München /Jena. 2006; 3. Auflage: 563-568.

[26] BIESALSKI, H./GRIMM, P.: Taschenatlas der Ernährung. Georg Thieme Verlag. Stuttgart/New York. 2004; 3. Auflage: 120-139.

[27] Deutsche Gesellschaft für Ernährung et al.: Referenzwerte für die Nährstoffzufuhr. Umschau/Braus. Frankfurt am Main. 2001; 1. Auflage: 34-40.

[28] SCHAUDER, P.: Makronährstoffe und Ballaststoffe. In: SCHAUDER, P. /OLLENSCHLÄGER, G. (Hrsg.): Ernährungsmedizin: Prävention und Therapie. Urban und Fischer. München /Jena. 2006; 3. Auflage: 84-94.

[29] SCHAUDER, P.: Unterernährung des Erwachsenen. In: SCHAUDER, P. /OLLENSCHLÄGER, G. (Hrsg.): Ernährungsmedizin: Prävention und Therapie. Urban und Fischer. München /Jena. 2006; 3. Auflage: 645-657.

[30] GAßMANN, B.: Aminosäuren und Proteine: Teil 1: Aminosäuren. In: Ernährungs-Umschau. Umschau Zeitschriftenverlag. Frankfurt. 2006; 53/4: 137-141.

[31] GAßMANN, B.: Aminosäuren und Proteine: Teil 2: Proteine. In: Ernährungs-Umschau. Umschau Zeitschriftenverlag. Frankfurt am Main. 2006; 53/5: 176-181.

[32] SCHEK, A.: Ernährungslehre kompakt. Umschau-Zeitschriftenverlag. Frankfurt am Main. 2002; 2. Auflage: 41-49.

[33] MARIK, P. /VARON, J.: The obese patient in the ICU. In: CHEST: Official publication of the American College of Chest Physicians. American College of Chest Physicians. USA. 1998; 113: 492-498.

[34] PIRLICH, M. et al.: DGEM-Leitlinie Enterale Ernährung: Ernährungsstatus. In: Aktuelle Ernährungsmedizin. Georg Thieme Verlag. Stuttgart/New York. 2003; 28/1: 10-25.

[35] MÜLLER, J.M.: Ernährungsmedizinische Praxis: Methoden – Prävention – Behandlung. Springer Medizin Verlag. Heidelberg. 2007; 2. Auflage: 56f.

[36] MÜLLER, J.M.: Ernährungsmedizinische Praxis: Methoden – Prävention – Behandlung. Springer Medizin Verlag. Heidelberg. 2007; 2. Auflage: 130ff.

[37] Arbeitsgemeinschaft für klinische Ernährung: Taschenausgabe der Empfehlungen für die enterale und parenterale Ernährungstherapie des Erwachsenen. AKE. Wien. 2006; Version 2005/2006: 113-119.

[38] KASPER, H.: Ernährungsmedizin und Diätetik. Elsevier GmbH. München. 2004; 10. Auflage: 481.

[39] SCHAUDER, P./ARENDS, J.: Erfassung und Beurteilung des Ernährungszustands. SCHAUDER, P./OLLENSCHLÄGER, G. (Hrsg.): Ernährungsmedizin: Prävention und Therapie. Urban und Fischer. München/Jena. 2006; 3. Auflage: 477-497.

[40] PISCHON, T. et al.: General and Abdominal Adiposity and Risk of Death in Europe. In: The New England Journal of Medicine. Massachusetts Medical Society. o. O. 2008; 359: 2105-2120.

[41] MILLER, K. et al.: Evidenz basierte Leitlinien der österreichischen Gesellschaft für Adipositaschirurgie zur chirurgischen Therapie der Adipositas. A. ö. Krankenhaus Hallein et al. (Hrsg.). o. J; o. S. Online im www unter URL: http://www.obesityteam.com/at/Literatur/Leitlinien_Oesterr_Gesellschaft_fuer_Adipositaschirurgie.pdf. Zugriff am 12.03.2009.

[42] WEINER, R. et al..: Adipositaschirurgie: Indikation und Therapieverfahren. UNI-MED Verlag AG. Bremen. 2006; 1. Auflage: 28-42.

[43] PURUCKER, E.A. et al.: Therapiestrategien bei extremer Adipositas. In: Ernährung und Medizin. MVS Medizinverlag Stuttgart. Stuttgart. 2008; 23: 135-139.

[44] HUSEMANN, B.J.: Adipositas – Chirurgische Therapie. In: SCHAUDER, P./OLLENSCHLÄGER, G. (Hrsg.): Ernährungsmedizin: Prävention und Therapie. Urban und Fischer. München/Jena. 2006; 3. Auflage: 732-745.

[45] WEINER, R. et al..: Adipositaschirurgie: Indikation und Therapieverfahren. UNI-MED Verlag AG. Bremen. 2006; 1. Auflage: 75-88.

[46] WEINER, R. et al..: Adipositaschirurgie: Indikation und Therapieverfahren. UNI-MED Verlag AG. Bremen. 2006; 1. Auflage: 131-135.

[47] WEINER, R. et al..: Adipositaschirurgie: Indikation und Therapieverfahren. UNI-MED Verlag AG. Bremen. 2006; 1. Auflage: 152-157.

[48] MACGREGOR, A.M.C.: Magen-Bypass. In: HELL, E./MILLER, K. (Hrsg.): Morbide Adipositas: Klinik und chirurgische Therapie. Ecomed. Landsberg. 2000; 110-123.

[49] MENCHE, N.: Biologie, Anatomie, Physiologie. Urban und Fischer. München/Jena. 2003; 5. Auflage: 309.

[50] ZEINER, M.: Ernährungstherapie bei Adipositas und nach gastrorestriktiven Operationen. In: HELL, E./MILLER, K. (Hrsg.): Morbide Adipositas: Klinik und chirurgische Therapie. Ecomed. Landsberg. 2000; 110-123.

[51] Society of American Gastrointestinal and Endoscopic Surgeons (SAGES): Guidelines for Clinical Application of Laparoscopic Bariatric Surgery. SAGES (Hrsg.). USA. 2008; o. S. Online im www unter URL: http://www.sages.org/publication/id/30/. Zugriff am 31.01.2009.

[52] MECHANICK, J.I. et al.: AACE /TOS /ASMBS Guidelines: American Association of Clinical Endocrinologists, The Obesity Society, and American Society for Metabolic and Bariatric Surgery Medical Guidelines for Clinical Practice for the Perioperative Nutritional, Metabolic, and Nonsurgical Support of the Bariatric Surgery Patient. In: Surgery for Obesity and Related Diseases. Elsevier. USA. 2008; 4: 109-184.

[53] BUCHWALD, H.: 2004 ASBS Consensus Conference: Consensus Conference Statement: Bariatric surgery for morbid obesity: health implications for patients, health professionals, and third-party payers. In: Surgery for Obesity and Related Diseases. USA. 2005; 1: 371-381.

[54] KRIWANEK, R.: Laparoskopische Roux-en-Y-Gastric-Bypass-Operation (Magenbypass). Verein Fettsucht: Selbsthilfegruppe (Hrsg.). o.J.; o. S. Online im www unter URL: http://www.fettsucht.at/magenbypass.asp. Zugriff am 25.10.2007.

[55] HUSEMANN, B.: Zukunft der Adipositaschirurgie. In: Deutsches Ärzteblatt. Deutscher Ärzte-Verlag. Köln. 2003; 100/20: 1356-1366.

[56] HELL, M./MILLER, K.: Entwicklung, heutiger Stand und Zukunftsaussichten der Adipositaschirurgie. In: Zentralblatt für Chirurgie. J.A. Barth Verlag in Georg Thieme Verlag. Stuttgart/New York. 2002; 127: 1025-1031.

[57] DOBSCHUETZ, E. von et al.: Adipositaschirurgie – Von der Standardtechnik zur patientenorientierten Operation. In: Zeitschrift für Allgemeinmedizin. Georg Thieme Verlag. Stuttgart/New York. 2006; 82: 118-123.

[58] MATTESICH, M.: Morbide Adipositas – ein interdisziplinäres Behandlungskonzept: Psychologisch, plastisch-chirurgische Strategien und sozioökonomische Untersuchungen. Dissertation. Univ.-Klinik für Plastische- und Wiederherstellungschirurgie der Universität Innsbruck. Innsbruck. 2004; 7.

[59] HUSEMANN, B.: Die chirurgische Therapie der extremen Adipositas. In: Deutsches Ärzteblatt. Deutscher Ärzte-Verlag. Köln. 1997; 94/33: 2132-2136.

[60] WOLF, A./KUHLMANN, W./BEISIEGEL, U.: Klinische Ergebnisse und Veränderungen der metabolischen Parameter nach adipositaschirurgischen Maßnahmen bei Patienten mit Adipositas Grad III. In: Aktuelle Ernährungsmedizin. Georg Thieme Verlag. Stuttgart/New York. 2002; 27: 142-148.

[61] SCHNEIDER, A.: Mangelernährung bei Adipositas: Epidemiologie, Diagnostik und Therapie. In: Aktuelle Ernährungsmedizin. Georg Thieme Verlag. Stuttgart/New York. 2008; 33: 280-283.

[62] SCHUSDZIARRA V. /HAUSEMANN, M. /ERDMANN J.: Adipositaschirurgie: Patientenselektion und Indikationsstellung. In: Der Chirurg. Springer Medizin Verlag. Berlin/Heidelberg. 2005; 76: 653-657.

[63] MÜLLER, M.K. et al.: Was ist „evidence based" in der Adipositaschirurgie. In: Der Chirurg. Springer Medizin Verlag. Berlin/Heidelberg. 2005; 76: 658-667.

[64] Diätologen der Chirurgischen Abteilung (Hrsg.): Ernährung nach Magenbypass Operationen. Broschüre des Ernährungsmedizinischen Dienst. Krankenanstalt Rudolfstiftung. Wien. o.J.; o. S.

[65] Diätologen der Univ. Klinik Innere Medizin III/Klinischen Abteilung für Gastroenerologie (Hrsg.): Ernährungsempfehlungen nach Gastric Bypass. Broschüre zur für Ernährungsmedizinische Beratung. Allgemeines Krankenhaus der Stadt Wien (AKH). Wien. 2004; 1. Auflage: 1-10.

[66] ZEINER, M.: Ernährungstherapie bei gastrorestriktiven Eingriffen: präoperative Ernährungsberatung/Ernährungsmanagement/Nachbetreuung. In: Zentralblatt für Chirurgie. Georg Thieme Verlag. Stuttgart/New York. 2002; 127: 1054-1056.

[67] ASEMO-SAMO (Association Suisse pour l'étude du métabolisme et de l'obésité - Schweiz. Arbeitsgruppe Metabolismus und Obesitas): Consensus über die Behandlung der Adipositas in der Schweiz II. ASEMO-SAMO (Hrsg.). 2006; Kurzversion 2006: 30-37. Online im www unter URL: http://www.asemo.ch/fileadmin/files/dokumente/consensus2_2006_de.pdf. Zugriff am 19.03.2009.

[68] MILLER, K. (Hrsg.): Patienten Information: Operation bei Adipositas. Broschüre zur Patienteninformation über Magenband, Magenumgehung und Magenschrittmacher, chirurgische Möglichkeiten zur Behandlung der krankhaften Fettleibigkeit (morbide Adipositas). Krankenhaus Hallein. 1994-2005; 1-26. Online im www unter URL: http://www.miller.co.at/emphasis/Merkblatt_AGB_GBP_IGS.pdf. Zugriff am 19.03.2009.

[69] VANNINI, S. /STANGA, Z. /HEINICKE, J.M.: Patientenbetreuung nach der chirurgischen Adipositasbehandlung. In: Schweizerisches Medizin-Forum. Schweizerischer Ärzteverlag. Muttenz. 2007; 7: 578-582.

[70] BAUMGARTNER, S.: Prä- und postoperativer Ernährungsstatus nach chirurgischer Intervention bei morbider Adipositas. Diplomarbeit. Akademie für den Diätdienst und ernährungsmedizinischen Beratungsdienst, AKH Wien. Wien. 2001; 22-38.

[71] WIENER, S: Bioimpedanzanalyse als begleitende Maßnahme von bariatrischen Operationen. Diplomarbeit. Akademie für den Diätdienst und ernährungsmedizinischen Beratungsdienst, AKH Wien. Wien. 2006; 4-45.

[72] MESTRIM, H.: Essen und Trinken nach Magenentfernung: Eine Anleitung zur Selbsthilfe: Informationen für Betroffene und Angehörige. ars bonae curae Verlag. Nördlingen. 2003; 4. Auflage: 10-13.

[73] MESTRIM, H.: Essen und Trinken nach Magenentfernung: Eine Anleitung zur Selbsthilfe: Informationen für Betroffene und Angehörige. ars bonae curae Verlag. Nördlingen. 2003; 4. Auflage: 22-59.

[74] KRUMWIEDE, K.H.: Ernährung nach Magenoperation. In: Ernährung und Medizin. MVS Medizinverlage Stuttgart. Stuttgart. 2004; 19: 136-140.

[75] MILLER, K./HELL, E.: Malabsorptionsmethoden in der bariatrischen Chirurgie. In: Zentralblatt für Chirurgie. J.A. Bart Verlag in Georg Thieme Verlag. Stuttgart/New York. 2002; 127: 1044-1048.

[76] GASTEYGER, C. et al.: Patienten mit morbider Adipositas haben nach einer Roux-Y-Magenbypass-Operation einen wesentlich erhöhten Mikronährstoffbedarf. In: Nutrition News. AKE. Wien. 2008; 5/3: 7f.

[77] BERNERT, C.P. et al.: Nutritional deficiency after gastric bypass: diagnosis, prevention and treatment. In: Diabetes and Metabolism. Elsevier Masson SAS. France. 2007; 33: 13-24.

[78] SHAH, M. /SIMHA, V. /GARG, M.: Long-Term Impact of Bariatric Surgery on Body Weight, Comorbidities, and Nutritional Status. In: The Journal of Clinical Endocrinology and Metabolism. The Endocrine Society. USA. 2006; 91/11: 4223-4231.

[79] MALINOWSKI, S.S.: Nutritional and Metabolic Complications of Bariatric Surgery. In: The American Journal of the Medical Sciences. Southern Society for Clinical Investigation. USA. 2006; 331/4: 219-225.

[80] PARKERS, E.: Nutritional Management of Patients after Bariatric Surgery. In: The American Journal of the Medical Sciences. Southern Society for Clinical Investigation. USA. 2006; 331/4: 207-213.

[81] Suchmaschine Google. Eingabe: Ounce. Ergebnis: 1 Ounce = 28,35 grams. Online im www unter Url: http://www.google.de/search?hl=de&q=ounce&btnG=Suche&meta=lr%3Dlang_de. Zugriff am 29.03.2009.

[82] ELMADFA, I. et al.: Die große GU Nährwert Kalorien Tabelle. Gräfe & Unzer Verlag. München. 2006; 2. Auflage: 30.

[83] Carnation® Instant Breakfast Essentials. Produktinformation über: Carnation® Instant Breakfast Essentials: Classic French Vanilla: No sugar added powder drink mix. Online im www unter Url: http://www.carnationbreakfastessentials.com/Products/Details.aspx?ProductId=CED64CA6-FC05-4277-8150-F71FE3B91D04. Zugriff am 30.03.2009.

[84] Surgical Bariatrics Northwest: A Comprehensive Weight Loss Center. Produktinformation über: RESOURCE® OPTISOURCE High Protein Drink. Online im www unter Url: http://surgicalbariatricsestore.com/?pagename=DisplayProducts&product=NOV174810P06. Zugriff am 30.03.2009.

[85] Glucerna®. Smart nutrition for people with diabetes. Produktinformation über: Glucerna® Shakes. Online im www unter Url: http://glucerna.com/product/shakes.aspx. Zugriff am 30.03.2009.

[86] Ensure®. Complete, Balanced Nutrition. Produktinformation über: Ensure® High Protein. Online im www unter Url: http://ensure.com/products/index.aspx. Zugriff am 30.03.2009.

[87] Boost® Nutritional Energy Drink. Produktinformation über: Boost® High Protein. Online im www unter Url:
http://www.boost.com/Products/ourproducts_boosthighprotein.aspx#middle. Zugriff am 30.03.2009.

[88] FUJIOKA, K.: Follow-up of Nutritional and Metabolic Problems After Baritric Surgery. In: Diabetes Care. American Diabetes Association. USA. 2005; 28/2: 481-484.

[89] DIAS, M.C.G. et al.: Dietary intake of female bariatric patients after anti-obesity gastroplasty. In: Clinics. Faculdade de Medicina / USP. São Paulo. 2006; 61/2: 93-98.

[90] WOLF, A.M.: Supplementation nach adipositaschirurgischen Maßnahmen. In: Viszeralchirurgie. Georg Thieme Verlag. Stuttgart/New York. 2006; 41: 99-103.

[91] WEINER, R.A./KARCZ, W.K./WEINER, S.: Früh- und Spätkomplikationen nach Magenbypassoperationen und duodenaler Switch-Operation. In: Viszeralchirurgie. George Thieme Verlag. Stuttgart/New York. 2006; 41: 104-113.

[92] BERNERT, C.P. et al.: Nutritional deficiency after gastric bypass: diagnosis, prevention and treatment. In: Diabetes and Metabolism. Elsevier Masson SAS. France. 2007; 33: 13-24.
zitiert nach
KALFARENTZOS, F. et al.: Vertical banded gastroplasty versus standard or distal Roux-en-Y gastric bypass based on specific selection criteria in the morbidly obese: preliminary results. In: Obesity Surgery. Springer Verlag. New York. 1999; 9:433–442.

[93] FAINTUCH, J. et al.: Severe protein-calorie malnutrition after bariatric procedures. In: Obesity Surgery. Springer Verlag. New York. 2004; 14: 175–181.

[94] BERNERT, C.P. et al.: Nutritional deficiency after gastric bypass: diagnosis, prevention and treatment. In: Diabetes and Metabolism. Elsevier Masson SAS. France. 2007; 33: 13-24.
zitiert nach

SKROUBIS, G. et al.: Comparison of nutritional deficiencies after Roux-en-Y gastric bypass and after biliopancreatic diversion with Roux-en-Y gastric bypass. In: Obesity Surgery. Springer Verlag. New York. 2002; 12:551–558.

[95] DIAS, M.C.G. et al.: Dietary intake of female bariatric patients after anti-obesity gastroplasty. In: Clinics. Faculdade de Medicina / USP. São Paulo. 2006; 61/2: 93-98.
zitiert nach
COOPER, P. et al.: Nutritional consequences of modified vertical gastroplasty in obese subjects. In: Int J Obes Relat Metab Disord. o. V. o. O.1999; 23:382-388.

[96] DIAS, M.C.G. et al.: Dietary intake of female bariatric patients after anti-obesity gastroplasty. In: Clinics. Faculdade de Medicina / USP. São Paulo. 2006; 61/2: 93-98.
zitiert nach
BLAKE, M./FAZIO, V./O' BRIEN, P.: Assessment of nutrient intake in association with weight loss after gastric restrictive procedures for morbid obesity. In: ANZ Journal of Surgery. John Wiley & Sons. Australien. 1991; 61:195-199.

[97] DIAS, M.C.G. et al.: Dietary intake of female bariatric patients after anti-obesity gastroplasty. In: Clinics. Faculdade de Medicina / USP. São Paulo. 2006; 61/2: 93-98.
zitiert nach
Food and Nutrition Board/National Academy of Sciences-National Research Council: Recommended Dietary Allowances. Washington, DC, USA. 1989.

[98] MOIZE, V. et al.: Obese Patients Have Inadequate Protein Intake Related to Protein Intolerance Up to 1 Year Following Roux-en-Y Gastric Bypass. In: Obesity Surgery. Springer Verlag. New York. 2003; 13: 23-28.

[99] WARDÉ-KAMAR, J. et al.: Calorie Intake and Meal Patterns up to 4 Years after Roux-en Y Gastric Bypass Surgery. In: Obesity Surgery. Springer Verlag. New York. 2004; 14: 1070-1079.

[100] BLOOMBERG, R. D. et al.: Nutritional Deficiencies following Bariatric Surgery: What Have We Learned?. In: Obesity Surgery. Springer Verlag. New York. 2005; 15: 145-154.

[101] FERNANDA, G. C. et al.: Need of Multivitamin Use in the Postoperative Period of Gastric Bypass. In: Obesity Surgery. Springer Verlag. New York. 2008; 18: 187-191.

[102] National Academy of Sciences: Dietary Refernece Intakes for Energy, Carbohydrate, Fiber, Fat, Fatty Acids, Cholesterol, Protein and Amino Acids (Macronutrients) – DRI. o. V. o. O. 2005; 12. Online im www unter Url: http://www.nap.edu/catalog/10490.html. Zugriff am 01.04.2009.

[103] AGHA-MOHAMMADI, S. /HURWITZ, D:J.: Nutritional Deficiency of Post-Baritric Surgery Body Contouring Patients: What Every Plastic Surgeon Should Know. In: Plastic Reconstruction Surgery Journal. American Society of Plastic Surgeons. USA. 2008; 122/2: 604-613.

[104] AILLS, L. et al.: ASMBS Guidelines: ASMBS Allied Health Nutritional Guidelines for the Surgical Weight Loss Patient. In: Surgery for Obesity and Related Diseases. USA. 2008; 4: 73-108.

[105] WINCKLER, K.: Ernährungsmedizinische Nachsorge nach Adipositaschirurgie. In: Aktuelle Ernährungsmedizin. Georg Thieme Verlag. Stuttgart/New York. 2009; 34: 33-37.

[106] Grafik einer BMI-Formel. Online im www unter Url: http://www.dr-med-rau.de/images/bmi-formel.gif. Zugriff am 02.04.2009.

[107] Grafiker des gynoider und androider Typ der Adipositas. Online im www unter Url: http://www.megru.uzh.ch/j3/media/endo/gynoid_fett.gif. sowie http://www.megru.uzh.ch/j3/media/endo/android_fett.gif. Zugriff am 02.04.2009.

[108] LÜBKE, H. J.: Kurzdarmsyndrom. In: SCHAUDER, P. /OLLENSCHLÄGER, G. (Hrsg.): Ernährungsmedizin: Prävention und Therapie. Urban und Fischer. München /Jena. 2006; 3. Auflage: 1058-1065.

[109] ECKL, A. et al.: Springer Lexikon Medizin – Die DVD. Springer Verlag. Berlin/Heidelberg. 2005; DVD Version 1,3.

[110] Evimed.: Kohortensudie. Online im www unter Url: http://www.evimed.ch/glossar/kohortenstudie.html. Zugriff am 02.04.2009.

[111] ELMADFA, I.: Österreichischer Ernährungsbericht 2008. Bundesministeriums für Gesundheit. Wien. 2009; 1. Auflage: 5.

[112] Akademie für den Diätdienst und ernährungsmedizinischen Beratungsdienst: Vorlesung über Konsistenzkostformen (Breikostformen). AKH Wien. 2007; 2. Ausbildungsjahr: 1.

[113] EDLER, J. et al.: Behandlung des Kurzdarmsyndroms - Teil 1: Pathophysiologische Grundlagen und Symptome. In: Journal für Gastroenterologische und Hepatologische Erkrankungen. Krause und Pachernegg. Gablitz. 2003; 1/2: 19-23.

[114] CASPARY, W.F. /STEIN J.: Darmkrankheiten: Klinik, Diagnostik und Therapie. Springer Verlag. Berlin /Heidelberg. 1999; 1. Auflage: 21.

[115] SPECKMANN, E.J. /HESCHELER, J. /KÖHLING, R.: Physiologie. Urban und Fischer bei Elsevier. München /Jena. 2008; 5. Auflage: 574.

[116] National Cancer Institute: Case series. Online im www unter Url: http://www.cancer.gov/Templates/db_alpha.aspx?CdrID=44006. Zugriff am 04.04.2009.

[117] BROLIN, R.E. et al.: Long-limb gastric bypass in the superobese. A prospective randomized study. In: Annals of Surgery. Lippincott. Williams & Wilkins. USA. 1992; 215/4: 387-395.

[118] ELMADFA, I.: Ernährungslehre. Verlag Eugen Ulmer. Talheim. 2004; 52-55.

[119] SCHNEIDER, R. /HESEKER, H.: Erfassung von Ernährungsgewohnheiten. In: SCHAUDER, P. /OLLENSCHLÄGER, G. (Hrsg.): Ernährungsmedizin: Prävention und Therapie. Urban und Fischer. München /Jena. 2006; 3. Auflage: 498-505.

[120] FAUSTIN, V. /ELLROT, T.: Praxis der Verzehrsdiagnostik. In: SCHAUDER, P. /OLLENSCHLÄGER, G. (Hrsg.): Ernährungsmedizin: Prävention und Therapie. Urban und Fischer. München /Jena. 2006; 3. Auflage: 506-518.

[121] POHAN, C.: ACON-BKVBLS: Nährwertberechnung. PIU-PRINTEX (Firma). ACONSOFT (Abteilung). 2006.

[122] BREZINA, H. /GRILLENBERGER, A.: Schritt für Schritt zur wissenschaftlichen Arbeit in den Gesundheitsberufen. Facultas. Wien. 2002.

[123] Nutricia ® Advanced Medical Nutrition. Produktinformation über: Protifar Plus ® High Protein. Online im www unter Url: http://www.nutricia.at/cms/at/produkte/trinknahrung.php?ppnr=30050600&pn=UHJvdGlmY XIgUGx1cw==#typanalyse. Zugriff am 04.05.2009.

[124] Nestlé ® Nutrition: Produktinformation über: Resource ® Instant Protein 88. Online im www unter Url: http://nutrinews.nestle.de/Home/Produkte/Trinknahrung/Resource_Instant_Protein_88.htm. Zugriff am 04.05.2009.

[125] Vitamin Express ®: Produktinformation über: Fitness Eiweiss ® von Vitality Nutritionals. Online im www unter Url: http://www.vitaminexpress.at/protein/fitness-eiweiss/prod6610.html. Zugriff am 04.05.2009.

9 Anhang

9.1 Einsatz von Supplementen bei RNYGB

In anschließender Tabelle 24 sind die Mengen der empfohlenen Nahrungsergänzungsmittel bei RNYGB zur Prophylaxe von Mangelerscheinungen ersichtlich.

Tab. 24: Empfehlungen für Nahrungsergänzungsmittel [79]:

Referenz	Menge	Supplement
S. S. Malinowski [79], Pharmakologe	1 Stk. /d	Multivitaminpräparat mit Mineralstoffen
	350-500 µg /d[1]	Vitamin B12
	1200-1500 mg /d	Calcium-Lactat
	325-650 mg /d	Eisen-Sulfate oder Gluconate
	40-100 mg /d	Proteine

9.2 Erhältliche Eiweißsupplemente in Österreich

In anschließender Tabelle 25 sind Beispiele für erhältliche Eiweißmodule in Österreich aufgelistet. Die energie-, fett- und kohlenhydratarmen Eiweißpulver können in warme bzw. kalte Getränke oder flüssige bis breiige Speisen eingerührt werden und somit über den Tag verteilt verzehrt werden. Laut AACE /TOS /ASMBS Guidelines sollen maximal 20 g Protein pro Portion verzehrt werden. [52]

<u>Speisenvorschläge:</u> Magermilch und -produkte mit /ohne Obst püriert, fett- und zuckerarme Puddings, ungesüßte Fruchtmuse, fettarme Suppen sowie Kartoffel- und Gemüsepüree,... (bei den letzten beiden Vorschlägen - Eiweißmodul mit neutralem Geschmack verwenden).

Die Eiweißmodule sollten jedoch – um den hohen Anteil an Aminosäuren zu erhalten – nicht erhitzt werden.[2]

---

[1] bzw. per intramuskuläre Injektion, Verabreichungszeitraum richtet sich nach Laborbefunden der Patienten [46]
[2] lt. per Email beantworteter Produktanfrage, durch einen Mitarbeiter von der Firma Nestlé ®, am 30.04.2009

Tab. 25: Beispiele für erhältliche Eiweißsupplemente in Österreich [eigener Entwurf]:

	Protifar Plus ® von Nutricia ® [123]	Resource ® Instant Protein 88 von Nestlé ® [124]	Fitness Eiweiss ® von Vitality Nutritionals ® [125]
			Nährwerte pro 100 g Pulver
Energie	370 kcal	369 kcal	352 kcal
Eiweiß	88,5 g	88 g	81,3 g
Fett	< 2 g	0,8 g	1,8 g
Kohlenhydrate	< 1 g	2,4 g	2, 8 g
Geschmack	neutral	neutral	Vanille, Pfirsich-Mango, neutral, Schoko-Nuss

9.2.1 Rechenbeispiel: Empirische Erfassung eines 3-Tages-Ernährungsprotokolls

Patient Nr. 3, 1. Monat postoperativ

Menge Lebensmittel Info	KV	kcal	Ew	Fett	Kh	
g	%	kcal	g	g	g	
		Frühstück				**1. Tag**
Früh						
50 Weißbrot mit Milch (= Mürbes Kipferl)		127	4,04	1,21	24,62	
10 Margarine (= Becel)		71	0,02	8,00	0,04	
		198	**4,06**	**9,21**	**24,66**	
		Mittagessen				
Mittag						
70 Fische gegart / Fischgericht		67	14,92	0,75		
40 Spinat frisch gegart		8	1,12	0,13	0,19	
100 Kartoffeln geschält frisch gegart		69	1,96	0,10	14,24	
		144	**18,00**	**0,99**	**14,43**	
		Abendessen				
Abend						
70 Brathähnchen Fleisch mit Haut frisch gegart		132	18,21	6,59		
50 Blattsalat mit Dressing		32	0,59	2,71	1,29	
		164	**18,80**	**9,30**	**1,29**	
		Spätmahlzeit				
Spät						
10 Gummibonbon mit Fruchtessenz		19	0,10		4,50	
		19	**0,10**		**4,50**	
		Getränke				
Getränke						
750 NÖM Fastendrink Ananas Papaya		210	3,00	0,75	46,50	
750 Wasser und Mineralwasser						
		210	**3,00**	**0,75**	**46,50**	
Summe Tag 1		**735**	**43,96**	**20,25**	**91,38**	

Menge Lebensmittel Info	KV	kcal	Ew	Fett	Kh	
g	%	kcal	g	g	g	
		Frühstück				**2. Tag**
		Früh				
60 Eier gekocht, gesalzen weiches Ei		92	7,71	6,70	0,42	
50 Weißbrot mit Milch (= Jourgebäck)		127	4,04	1,21	24,62	
10 Margarine (= Becel)		71	0,02	8,00	0,04	
		290	**11,77**	**15,91**	**25,08**	
		Mittagessen				
Mittag						
70 Putenbrust gebraten, mit Soße		48	7,36	1,12	1,93	
100 Kartoffeln geschält frisch gegart		69	1,96	0,10	14,24	
40 Zucchini frisch gegart		8	0,64	0,16	0,82	
		125	**9,96**	**1,38**	**16,98**	
		Abendessen				
Abend						
100 Hüttenkäse Magerstufe		81	13,30	1,40	3,30	
70 Vollkornbrötchen Kornspitz		155	5,57	1,07	30,31	
40 Gurke frisch gep.gew.		5	0,24	0,08	0,72	
		241	**19,11**	**2,55**	**34,33**	
		Getränke				
Getränke						
750 NÖM Fastendrink Ananas Papaya		210	3,00	0,75	46,50	
750 Wasser und Mineralwasser						
		210	**3,00**	**0,75**	**46,50**	
Summe Tag 2		**866**	**43,85**	**20,59**	**122,90**	

Menge Lebensmittel Info	KV	kcal	Ew	Fett	Kh
g	%	kcal	g	g	g

Frühstück
3. Tag

Früh

30 Brötchen-Weizenbrötchen		74	2,23	0,41	15,20
20 Schmelzkäse Doppelrahmstufe 60 % F.i.Tr. (= Kiri)		65	2,64	6,08	0,18
		139	**4,87**	**6,49**	**15,38**

Mittagessen

Mittag

50 Teigwaren aus Hartgrieß gegart (= Spagetti)		75	2,69	0,26	15,16
20 Tomatensoße mit Tomatenmark		25	0,66	1,64	1,95
40 Pute frisch gegart (= Sugo mit Putenfleisch)		86	8,13	5,92	
		186	**11,49**	**7,82**	**17,11**

Zwischenmahlzeit

Zwischenmahlzeit

125 Joghurt teilentrahmt 1,5 % F		58	4,25	1,88	5,12
		58	**4,25**	**1,88**	**5,12**

Abendessen

Abend

120 Pizza Margherita (mit Tomaten, Mozzarella, Basilikum)		310	9,73	6,32	52,73
		310	**9,73**	**6,32**	**52,73**

Getränke

Getränke

750 NÖM Fastendrink Ananas Papaya		210	3,00	0,75	46,50
750 Wasser und Mineralwasser					
		210	**3,00**	**0,75**	**46,50**

Summe Tag 3 | | **903** | **33,34** | **23,25** | **136,84**